암이래, 어떡하지?

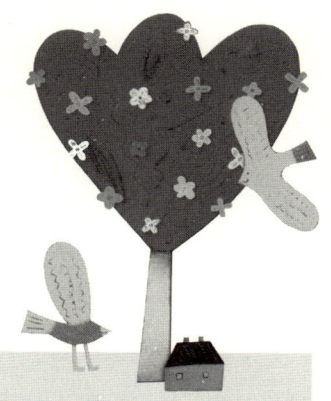

암 극복을 위한 로드맵

암이래, 어떡하지?

신갈렙 지음

전나무숲

> 들어가면서

암 진단을 받고 당황하기도 하고, 황당해하기도 하는 당신께

암은 인생의 가속페달을 무리하게 밟고 살아서 존재의 관리비가 비싸게 드는 사람에게 주어진 인생의 브레이크라고 할 수 있다. 브레이크가 잡혔는데 계속 가속페달을 밟으면 어떤 일이 일어날까? 소음이 심하고 매연 발생량이 기준을 초과하고 고열이 나서 결국 못쓰게 된다. 빨리 달리기만 하던 인생에 이와 같이 브레이크가 밟혔다면 그 사실을 인정하고 받아들여서 정지하는 것이 현명한 행동일 것이다.

암이란 진단을 받았다면 일단 하던 일을 잠시 멈추고 쉼을 누리자. 자연환경이 좋은 곳으로 가서 일정 시간 동안 지내는 것을 강력히 권유한다. 사람은 원래 자연 속에서 일하고 자도록 만들어졌다. 그런데 편리함을 추구하면서 자연에서 떠나 문화적인 환경에서 일하고 자게 되었다. 그 결과 우리는 심각한 공기오염과 소음공해 속에서 과도한 스트레스를 받으며 살고 있다.

대부분의 현대인들은 매 순간 긴장하며 쉼 없이 살고 있지만 정작 자신에게 닥친 문제가 뭔지도 잘 모르고 어리석게 살아간다. 욕망을 절제하기보다는 '조금만 더'라는 마술에 걸려서 더 강력한 성취만을 추구하다가 허덕이며 살아가는 실수를 저지르기도 한다. 암은 그런 천박한 삶을 청산하고 명품인생을 살라고 부르는 귀한 분의 초대이다.

공기가 좋고 소음이 없는 조용한 곳을 찾아가서 자신의 내면의 소리를 듣고 인생에 브레이크가 잡힌 이유와 목적을 이해하려고 노력하자. 그렇게 한다면 암과 함께 동행할 수 있고, 암을 극복하기 위한 모든 과정이 고통스럽기만 한 것이 아니라 삶의 새로운 의미를 깨닫고 풍성한 생명을 주는 소중한 선물이 될 것이다.

신갑렙

차례

들어가면서 _ 암 진단을 받고 당황하기도 하고,
　　　　　　　 황당해하기도 하는 당신께　4

01　암 진단을 받고 나서 가장 먼저 해야 할 일은 무엇일까?　8

02　암 치료를 빨리 하지 않으면 큰 문제가 생길까?　13

03　암 진단을 받고 나면 어떤 과정을 거치게 되나?　16

04　왜 암환자가 이토록 많은가?　19

05　암의 원인은 무엇이고 어떤 관점으로 치료해야 하나?　22

06　암이란 어떤 질병일까?　28

07　암을 극복하는 과정이 왜 이렇게 고통스러울까?　32

08　어떤 사람이 암에 잘 걸리는가?　36

09　암세포는 어떤 특징을 가지고 있는가?　40

10　왜 현대의학적 치료만으로는 암을 극복하기가 어려운가?　45

11	암을 효과적으로 극복하려면 어떻게 해야 하는가?	53
12	바람직한 암 극복의 목표는 무엇인가?	59
13	암을 극복하는 올바른 방법은 무엇인가?	62
14	통증은 어떻게 관리해야 하나?	70
15	암에 걸린 가족이나 친구를 어떻게 도와야 할까?	73
16	자연치유란 무엇인가?	79
17	내 몸속의 의사와 제약 공장을 강력하게 가동하는 방법은?	82
18	암과 행복하게 동행하는 10가지 원칙	88
19	당신의 암을 낭비하지 마라(Don't Waste Your Cancer)	94

나가면서 _ 암환자로 지낸다는 것   111
암 극복에 도움이 되는 추천도서   112
'암환자의 친구들' 안내   113

01

암 진단을 받고 나서 가장 먼저 해야 할 일은 무엇일까?

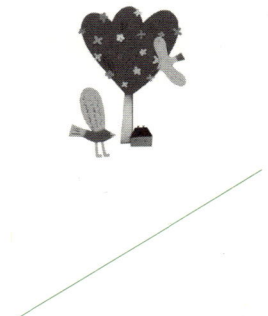

암 극복을 위한 로드맵

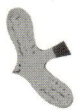

    암 진단을 받은 사람들에게는 공통점이 있다. "어느 날 갑자기 암환자가 되었다"는 것이다. 사실 어느 날 갑자기 암환자가 되지 않은 사람은 한 사람도 없다. 그리고 모든 암환자들이 암 진단을 받고 한동안 극심한 심리적 충격에서 헤어나지 못한다.

    암 진단을 받았을 때의 기분을 어떻게 표현할 수 있을까?
    급하게 차를 몰고 가는데 앞에 가던 화물차가 갑자기 브레이크를 밟았다. 아뿔싸! 나도 브레이크를 밟았지만 차가 밀리면서 앞차를 심하게 들이받았다. 차의 범퍼는 물론 엔진까지 깨지고 에어백이 터졌다. 그 충격에 정신이 혼미하지만 살아야 한다는 생각에 안간힘을 다해 간신히 차에서 몸을 빼냈다. 멍하고 몸은 쑤셔대고 마음은 갈피를 잡을 수가 없다. 암 진단을 받으면 대개 이런 충격, 이런 기분이 든다. 누군가가 내 인생의 브레이크를 급하게 밟았고 나는 그 충격으로 인해 허둥지둥하게 되는 것이다.
    정신을 차리려고 하지만 당황할 수밖에 없다. 주변에서 암환자들을 많이 보았지만 정작 내가 암환자가 될 것이라고 생각해서 미리 마음의 준비를 하고 있다가 암환자가 되는 경우는 거의 없다. 그래서 물에 빠진 사람이 지푸라기라도 잡는 심정으로 필사적으로 전문가라고 생각되는 의사와 병원에 매달리고 만다.

의사들은 암 확진 판정이 나오면 당장 입원해서 수술을 하라고 다그친다. 그래서 암환자들은 암이 어떤 질병인지, 내 몸 상태가 어떤지도 모른 채 대개 수술을 받는다. 그 후로도 자신이 지금 무슨 결정을 내리고 그 결정이 내 삶에 어떤 영향을 주는지도 인식하지 못한 채 의사의 지시대로 수동적으로 움직이게 된다. 그러나 다급한 마음에 성급하게 결정을 내리면 암을 극복하기가 더 어려워지고 암으로 인한 고통이 가중될 뿐이다. 그러니 의사가 지시한 치료행위를 받기 전에 반드시 멈춰서 생각해야 한다. 내 몸에 생긴 암종양을 효과적으로 없애고 재발하지 않도록 할 올바른 치료법이 무엇인지를 꼼꼼히 찾아보아야 한다.

암을 치료하는 방법을 결정하는 것은 내 생명이 걸린 중요한 문제다. 그렇기에 암 판정을 받으면 가장 먼저 정신을 차려야 한다. "호랑이에게 물려가도 정신만 차리면 산다", "급할수록 돌아가라"는 옛말처럼 내가 지금 어떤 상황에 처해 있으며 어떻게 이 상황을 헤쳐나가야 하는지를 파악하려 애써야 한다. 잘 모를수록 심호흡을 크게 하고 주변을 둘러보며 마음을 안정시키자. 그리고 올바른 암 치료를 위해 관련 정보와 지식을 얻고 이미 암을 극복한 분들에게 암 극복의 지혜를 배워야 한다. 대부분의 의사는 자신이 암에 걸려보지 않았기에 환자들이 느낄 치료에 대한 불안감이나 두려움을 알지 못한다. 항암제를 직접 맞아본 의사라면 그렇게 쉽게 화학요법을 강요하지 못할 것이다.

암이란 진단을 받고 나서 정신을 차린 뒤에 해야 할 일은 즉흥적으로 아무 결정을 내리지 않는 것이다. 이렇게 말하면 "그러면 죽으란 말이냐?"라고 반문할지 모르겠다. 어떤 결정도 내리지 않는 것도 중요한 의사결정이다. 자포자기하라는 뜻은 아니다. '지금은 생각해야 할 때'라는 뜻이다. 만약 당신에게 뇌경색이나 뇌출혈, 심장발작이 왔다면 즉각적이고도 신속하게 병원을 찾아가야 한다. 뇌경색이나 뇌출혈, 심장발작은 1초라도 빨리 조치를 해야 하는 응급질환이기 때문이다. 그러나 암은 급하게 대응할 질병이 아니라 신중하게 다루어야 할 질병이다. 그렇기에 치료에 대한 결정을 하기 전에 꼭 암이라는 질병의 본질을 냉혹하게 파악해야 한다. 암에 걸리고 나서 치료행위를 결정하지 않는 것은 아무나 할 수 있는 일이 아니다. 그것은 강인한 정신적 역량을 가진 사람만이 할 수 있는 일이다.

"지식 없는 소원은 선하지 못하고 발이 급한 사람은 잘못 가느니라"(잠19:2)는 성서의 말씀이 있다. 그런데 암환자들은 대개 급한 마음에 그릇된 결정을 하고 후회하는 경우가 많다. 암에 걸린 사람들은 필사적으로 암에서 낫길 원한다. 그러나 지식 없는 소원은 원하는 결과를 얻기 어렵다. 먼저 암을 극복할 지식을 갖추어야 한다. 암에 대해 박사가 되라는 뜻은 아니다. 적어도 상식 수준의 암에 관한 지식을 갖추라는 뜻이다. 그냥 '병원에 가서 의사들에게 치료받는 것이 최선이야'라고도 속단하지 말자. 의학과 의료는 좋은 것일지 모르지만 의료산업은 의학과 의료를 이용해 철저히 돈의 논리로 움직이고 있다. 우리는 의사들의 도움을 받으러 병원을 가지만 의사도 환자도 모두 의료산업의 영향력에 지배받고 있다는 점을 부인할 수 없다. 또 급한 마음에 어떤 결정을 내리려 하면 대개 잘못된 판단을 하기 쉽다.

다시 말하지만, 암은 충분한 시간을 가지고 대응해도 결코 치료 시기를 놓쳐서 아쉽게 될 성질의 질병이 아니다. 그러니 지금 내릴 결정이 어떤 결과를 가져올지를 올바르게 판단할 수 있는 지식과 정보를 가질 때까지 당분간 결정을 유보하고 천천히 생각해보자.

02

암 치료를
빨리 하지 않으면
큰 문제가
생길까?

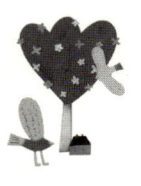

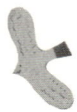

나는 10년 전에 "너무 늦게 오셨네요. 이미 손을 쓸 수 없을 지경이 되었네요"라는 말을 의사로부터 직접 들었다. 그러나 나는 여전히 잘 살고 있고, 건강하게 활동하고 있다. 그러니 암에 있어 너무 늦은 경우란 없는 셈이다. 암세포는 검진될 때까지 자라는 데 통상 10~40년 정도의 시간이 걸린다고 한다. 그런 점에서 암은 급성질환이 아니라 만성질환이다. 당장 조치를 취하지 않는다고 해서 몇 주 혹은 한두 달 안에 큰 문제가 발생하는 경우는 별로 없다. 아무리 심각한 암이어도 대부분 그렇다.

그러나 암이라고 진단을 받는 순간 곧 바로 치료하지 않으면 안 될 것 같은 불안감이 문제다. 환자와 그 가족의 불안하고 다급한 마음과 병원의 공격적인 치료가 만성질환인 암을 급성질환으로 만든다. 암이란 판정을 받고 나면 마음이 조급해지고 답답해져서 주변을 둘러볼 여유는커녕 인쇄된 활자가 눈에 잘 들어오지 않는다는 사람들이 많다.

성서는 "형통할 때는 기뻐하고 곤고한 날에는 생각하라"(전7:14b)고 했다. 대부분 잘나갈 때는 오만하고 곤고할 때는 신경을 끄고 생각하지 않으려 하지만 지혜로운 사람은 어려운 때일수록 치열하게 생각을 한다. 암에 걸렸다는 것은 치열하게 생각해야 할 때라는 의미이다. 급한 마음을 억누르고 암에 관한 정보와 지식을 쌓도록 노력해야 한다. 자신의 암을 이해하고 나서 '암 극복을 위한 로드맵'을 어느 정도 정리한 다음에 치료를 시작해도 전혀 늦지 않다.

나도 처음 암이란 진단을 받았을 때는 암에 대한 정보를 찾아볼 만한 정신적인 에너지가 거의 없었다. 그래서 병원과 의사에게 전적으로 의존하면서 한동안 지냈다. 그 결과 절망적인 상황을 맞이하게 되었던 것이다. 그 후 선택의 여지가 없자 나는 필사적으로 암 극복을 위한 정보를 찾아나섰다.

만약 내가 처음부터 암에 대한 정보와 지식을 가지고 주도적으로 암을 극복하기 위해 노력했더라면 한결 더 쉬웠을 것이란 아쉬움이 많이 있다. 좀 늦긴 했지만 다행히도 열심히 암에 대해 이해를 하고 나름대로 암을 극복할 방향을 정하고 나니 마음에 평안이 찾아와서 부화뇌동하지 않는 견고함을 가지고 암을 다스릴 수 있게 되었다.

암을 잘 극복하기 위해서는 먼저 암을 알아가는 노력이 필수다. 암을 극복하는 데 무지는 결코 미덕이 아니다. 암을 극복하는데도 '지피지기면 백전백승'이라는 말은 여전히 유효하다.

03

암 진단을 받고 나면 어떤 과정을 거치게 되나?

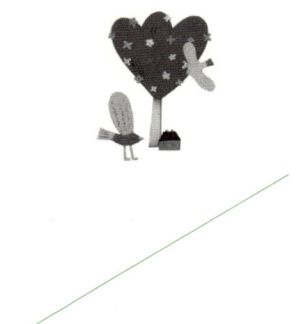

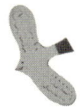

    암 진단을 비롯해 큰 고통을 직면한 사람들은 대개 '부정-분노-타협-우울-수용'이라는 공통된 반응을 보인다.

    처음에는 "잘못된 진단일 거야" 하며 사실 자체를 '부정'한다. 암이란 진단을 받고 나서도 어떤 사람들은 "난 아무렇지 않고 담담하다"며 쿨하게 처신한다. 그러나 그들은 자신이 암 진단을 받은 사실을 심리적으로 거부하고 있는 것이다. 시간이 지날수록 그들도 마음이 서서히 무너진다.

    그다음은 '분노'의 반응을 보인다. "왜 하필 나에게 이런 일이 생긴 거야!(Why Me!)", "내가 무슨 큰 잘못을 했다고 이런 일이 생긴 거야!", "그때 그 일 그 사람 때문에 이렇게 된 것 같아", "하나님도 너무해"라며 하늘을 향해 원망을 늘어놓기도 한다.

    그다음은 '타협'의 단계다. 이 단계가 되면 '이번만 잘 넘어가게 해주면 앞으로는 제대로 잘살겠다'며 절대자와 타협을 하려하고, 서원기도를 하기도 한다.

    그리고 나면 '우울'이라는 감정이 찾아온다. 자신이 암에 걸렸다는 사실에 고통을 느끼고 사람들을 만나지 않으려는 반응을 보이기도

한다. 급기야 자살 충동을 느끼고 실제로 자살 시도를 하는 사람들도 있다.

그 단계를 넘어서면 모든 사실을 마음으로 받아들이는 '수용'의 과정을 거치게 된다. 부정-분노-타협-우울 단계를 거치는 시간이 짧고 빠르게 수용의 과정에 들어설수록 문제를 해결할 정신적인 역량이 강해져 암 극복을 위한 유리한 고지를 차지할 수 있다.

어린 시절 시냇가에서 멱을 감을 때 친구의 머리를 물속으로 밀어넣는 장난을 친 적이 있을 것이다. 그때 친구들의 반응은 어땠는가? 어떤 친구는 애써 물 위로 올라오려고 버둥거리다가 오히려 물을 많이 먹게 되고, 꾀가 많거나 대담한 친구들은 자신의 머리를 누르는 친구의 손보다 더 빨리 물속으로 내려가서는 오히려 공격을 한 친구에게 반격을 가하곤 했을 것이다. 마찬가지로 직면한 문제나 상황에 저항하기보다 먼저 자신의 상황을 마음 깊이 수용하는 것이 문제를 해결하는 지름길이다.

04

왜
암환자가
이토록
많은가?

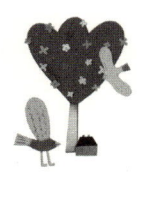

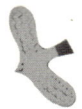

　암이란 질병은 인류가 시작된 뒤로 죽 있어왔지만 현대에 와서 급증하고 있다. 암환자가 늘어나는 이유는 생활방식과 환경 같은 외부요인이 80% 정도라고 알려져 있다. 어떤 암 전문가는 "암의 원인에 대해 과학적으로 명확히 규명하기는 어렵다. 다만 환경의 변화가 암을 불러왔다고 추측할 수 있다. 그러나 명확한 증거를 찾기도 전에 우리는 모두 암으로 죽게 될 것이다"라고 경고하기도 했다.

　암은 유전될 확률이 10% 이내에 불과하기 때문에 주로 나쁜 환경의 자극에 의해 걸린다는 얘기다. 생활환경의 변화, 먹을거리의 변화, 고도의 경쟁사회 속에서 받는 스트레스, 급속도로 변화하는 과학기술과 그 변화에 적응하는 과정에서 생기는 스트레스, 미래에 대한 불확실성이 낳은 불안감 등이 암을 유발하는 원인이라고 할 수 있다. 경제적인 이유나 자녀교육의 문제로 자신에게 안정감을 주던 공동체를 떠나 이리저리 방황하면서 무한경쟁에 내몰리고, 적자생존의 상황 속에서 살아남기 위해 노력하는 과정에서 강박과 중독과 위선이라는 정신적 일탈을 겪는다. 이런 역기능적인 생존방식이 오래 지속되면 육체는 견딜 수 없는 한계에 도달한다. 한계에 다다른 우리의 몸은 생존의 길을 모색하기 위해 암종양을 만드는 것이라고 한다.

문제는 이러한 원인들을 제거하기 위해 노력하기보다 암종양이라는 결과만 처리하려는 의학계의 관행이다. 원인을 없애지 않으니 자꾸 재발하고, 더 많은 사람들을 암환자로 만들고, 더 오랫동안 고통 받게 만든다. 현대의학은 암종양을 제거하는 데는 효과적인 면이 분명히 있지만 암의 원인을 제거하는 데는 별다른 노력을 하지 않는다. 의료계는 암환자들의 생존율이 점점 높아지고 있다고 주장한다. 암환자가 되고 나서 생존기간이 길어졌다는 관점에서 보면 틀린 말은 아니지만 그 이유가 암환자를 잘 치료해서라기보다 더 일찍 암환자로 만들기 때문이라면? 의학계에서 정말 암환자를 잘 고쳐왔다면 암환자의 절대적인 숫자가 줄어들거나, 인구당 암환자의 비율이 줄어들거나, 암으로 인한 사망률이 줄어들었어야 한다. 그러나 불행하게도 이 세 가지 지수는 모두 나빠지고 있다. 경제논리에 익숙한 병원과 의사들은 암을 잘 치료한다기보다 암환자들을 잘 만들고 잘 관리하고 있다고 해야 옳을 것이다. 국민 대다수를 잠재적인 암환자로 여기고 '조기검진'을 통해 더 많은 사람들을 더 빨리 암환자로 만들어 더 오랫동안 암환자로 관리를 하며, 치료하는 과정에서 엄청난 경제적·물리적·심리적 비용을 지불하게 만드는 것이 현재 의료계의 현실이다.

참된 의료과학이라면 '조기검진'을 주장하기 전에 암의 원인을 밝혀내 사람들이 암에 걸리지 않게 하고, 설혹 암에 걸렸더라도 신체를 파괴하지 않는 방법으로 행복하게 암을 극복할 수 있게 도와야 하지 않을까?

05
암의 원인은 무엇이고 어떤 관점으로 치료해야 하나?

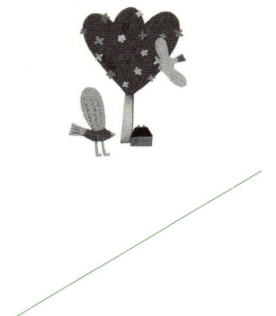

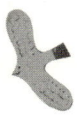

　사고방식부터 생활방식까지 서구화된 세상이다. 산업화, 세계화의 과정을 거치면서 서구의 우월한 능력을 많이 보아왔기에 그들이 사고하고 사물을 바라보는 관점이 가장 타당하다는 생각을 은연중에 하고, 세계화를 통해서 그렇게 강요당한 면도 있다. 그래서 세계를 바라보고 사물과 사건들을 평가하는 관점과 방식이 서구화되고 이를 당연시 여기게 되었다. 질병의 원인을 파악하고 치료를 하는 방식 역시 서구인들의 방식을 따르고 있다. 그래서 나도 현대의학에서 권하는 방법으로 1년 반 동안 열심히 암 치료를 받았다. 그 결과 암은 온몸으로 퍼졌고 현대의학의 치료법으로는 더 이상의 희망을 가질 수 없게 되었다. 그래서 왜 이 방법으로 문제가 풀리지 않지? 무엇이 문제이지? 어떻게 해야 더 잘 풀 수 있을까? 다른 더 나은 방법은 없을까 하는 생각을 필사적으로 했었다. 그러면서 질병을 바라보는 다양한 세계관들을 원점에서 다시 검토하기 시작했었다.

　질병을 바라보는 관점은 참으로 다양하다. 지구상의 수많은 민족들이 질병의 원인과 치료 방법에 대해 자기들만의 시각을 가지고 있기 때문이다. 그 관점들이 오랜 세월 동안 유지되어왔다는 것은 그것이

:: 질병을 이해하는 다양한 관점들

민족	질병의 원인	치유 방법
북미와 유럽(서구)	바이러스 감염, 세포의 돌연변이	약물치료, 수술
아프리카	악한 영	축귀/의식 또는 기도
멜라네시아	깨진 관계	화해/의식
다니족(인도 남부)	혼의 상실	영혼을 다시 불러들임/의식

나름대로 현실과 경험을 해석해주는 데 효과가 있었기 때문이다. 그러면 암을 이해하고 극복하는 데는 어떤 관점이 가장 유효할까?

서구부터 동양에까지 가장 널리 알려진 현대의학은 자신들이 주류 의학이며 자신들이 하는 치료행위야말로 표준치료라고 주장한다. 나머지 의료는 대체의학 또는 보완의학이라면서 과학적 증거가 불충분하다는 이유로 사이비 의학처럼 치부한다. 정부도 이런 관행을 인정하다 보니 현대의학적인 진료와 처방이 거의 독과점이 되어 있는 실정이다. 그러나 이제는 조금씩 서구의 의료 관행에 제동이 걸리고, 질병에 대한 시각도 다양해지고 있으며, 많은 영역에서 과연 서구인들의 관점이 가장 우월한 세계관인지에 대한 의문이 서서히 생기고 있다.

암의 원인, 세포의 돌연변이인가 깨진 관계인가?

암세포도 내가 가진 세포의 일부다. 원래 정상이었던 세포가 자멸하기를 거부하고 신생 혈관을 마구 만들어서 비정상적으로 급속히 성장하고, 이 과정에서 다른 조직을 궤사시키고 엄청난 독소를 배출하는 것이 암세포다. 현대의학은 암세포가 생기는 원인을 세포의 돌연변이 때문이라고 한다. 그러면 세포가 돌연변이 된 원인은 무엇일까? 너무 많은 요인이 있기 때문에 잘 알 수 없다고 한다. '돌연변이'라는 말은 원인과 결과에 대해 명확한 설명을 할 수 없다는 의미에서 과학적인 느낌을 주긴 하지만 내용을 살펴보면 비과학적인 용어다. 원인과 결과를 명확히 규명해야 과학적이라고 할 수 있는데 암의 원인을 세포의 돌연변이라고 하는 것은 현대의학의 암 치료의 전제가 마냥 과학적이지 않다는 것을 의미한다.

현대의학은 암을 세포의 돌연변이라는 비과학적인 전제에서 출발하면서 종양을 처리할 때는 논리적이고 증거 중심적인 접근법을 취한다. 그런데 '원인이 불명확한 돌연변이된 암세포'를 처리하는 자신들의 방법을 과학적이라고 주장하고, 한의학이나 대체의학과 같은 다른 의학적 시도는 비과학적이라고 폄하한다. 원인을 제대로 규명하지 않은 상태에서 처방만 논리적으로 하는 것이 과연 참된 과학적 방법일까? 전제가 비과학적이라면 암을 치료하는 과정 또한 적절하지 못한 전제에서 실행하는 면이 많다고 생각된다.

　암을 이해하고 치유하는 관점들을 원점에서 다시 검토하다 보니 완벽하지는 않아도 '멜라네시아인들의 관점'이 더 유효한 것 같다는 생각이 들었다. 그래서 그동안 견지해왔던 서구적 암 치료의 접근법에서 벗어나 멜라네시아인들의 관점으로 암을 이해하고 치료하려고 노력해 보았다. 그러자 여러 면에서 호전이 되었고 결국 암을 극복하기에 이르렀다.

　멜라네시아인들은 질병의 원인을 '깨진 관계'라고 생각한다. 암종양은 몸의 주인과 세포의 관계가 깨져 생긴다는 것이다. 그것도 자연 발생적이 아니라 의도적으로 형성된 관계이며, 깨진 관계를 강화해가는 것이 암이라고 보는 것이다. 이렇게 말하면 '21세기에 무슨 원시적인 생각을 하느냐'라고 비판할지 모르겠다. 그러나 어떤 용어를 사용하고 어떤 접근법을 활용하느냐가 중요한 것이 아니라 문제의 본질을 올바르게 바라보고 해결해가는 것이 진정한 과학이 아닐까 생각된다. 물론 서구인의 관점도 멜라네시아인의 관점도 완벽한 관점이라고 할 수는 없을지 모르겠다. 하지만 왜 세포가 무한정 복제하는 돌연변이를 일으키는지에 대해서는 증거 중심적인 과학주의의 관점에서는 원인을 규명하기 어렵다. 그러나 "에덴동산에서부터 인간 문제의 근본 원인은 깨진 관계에서 시작되었다"는 성서의 주장을 받아들인다면 암의 원인을 깨진 관계로 인식하는 것이 더 근본적이고 정확한 관점이라 할 수 있다. 이 관점을 암 치료에 도입하면 암의 원인과 해법을 스스로 찾아볼 수 있고 어떻게 행동해야 할지도 방향이 잡힌다. 암을 근본적으로 극복하길 원한다면 먼저 내 삶 속에서 깨진 관계를 파악하고 그것을 개선하는 것이 우선되어야 할 것이다.

암은 우리 몸이 파업을 한 것!

멜라네시아인들의 관점을 가장 설득력 있게 보여주고 암의 원인도 잘 설명해주는 예가 있다. 바로 노사 갈등과 파업이다. 암종양이란 어떤 의미에서는 우리 몸의 세포가 파업을 일으킨 것과 같다고 할 수 있다. 세포가 사멸주기를 어기고 무한증식을 하는 것은 세포가 그렇게 할 수밖에 없는 근로 상황에 처했기 때문이라고 생각된다. 즉 세포가 더 이상 견디기 힘든 어려움으로 인해 파업을 일으켰다고 볼 수 있고, 그런 상황을 이해한다면 해결책도 훨씬 쉽게 찾을 수 있을 것이다.

06

암이란 어떤 질병일까?

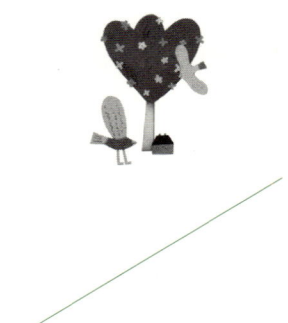

암 극복을 위한 로드맵

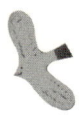

문제를 잘 풀려면 문제를 제대로 파악하는 것부터 시작해야 한다. 우리가 풀기를 원하는 문제인 암은 어떤 질병일까?

암은 급성질환일까, 만성질환일까?

암이 만성적인 질병이라는 것은 상식적으로 대부분 알고 있다. 만성질환의 의미가 무엇인가? 암이 발생되는 데 오랜 시간이 걸렸다는 것이다. 더 나아가 암을 치료하고 회복하는 데도 상당한 시일이 걸리는 화급한 병이 아니라는 뜻이다. 하지만 실제 암환자가 되어서 치료를 받으려고 하면 병원에서는 암을 빨리 치료해야만 하는 급성질환처럼 얘기한다는 느낌을 받게 된다. 암이라고 진단되자마자 바로 입원하라고 하고 수술 날짜를 잡으라고 독촉하는 것을 보면 암을 시간을 다투는 화급한 질병으로 인식하는 것 같다.

하지만 암은 하루아침에 생기는 병이 아니라 오랜 기간에 걸쳐 생긴 생활습관병이다. 일시에 고칠 수 있는 병이 아니라 치료하는 데 시간이 필요한 병이다. 그러므로 조급하게 대할 것이 아니라 신중하게 접근해 치료해야 하며, 장기적으로 관리해야 하는 질병이다.

암은 몸의 질병일까, 마음의 질병일까?

최첨단으로 잘 지어놓은 대형 병원 암센터에서는 암을 몸의 질병이라고 생각해 진료한다. 물론 암종양이 몸에 생겼으니까 몸의 질병이 맞다. 그런데 암이 몸의 질병만일까?

미국의 존스홉킨스병원은 "암은 마음과 육체의 질병이다"라고 오래 전에 천명했었고, 의식 있는 의료기관들은 대체로 그 개념을 인정하고 있다. 그러나 한국의 의료기관들은 암은 전적으로 육체의 질병이라는 단순한 전제에서 치료를 하는 것처럼 보인다. 그들은 암환자의 마음 상태에 대해서는 묻지도 따지지도 않고 무조건 물리적인 처치를 하기에 바쁘다. 그리고 이런 일방적인 요구에 순응하지 않으면 아주 못마땅해하며 오직 수술, 방사선, 항암제 투여라는 물리적인 치료만을 강요하기에 여념이 없다.

암은 대체로 마음에서 발현되어 몸으로 드러난 질병이라고 생각된다. 발본색원이란 말이 있다. 문제의 근본 원인이 되는 뿌리와 근원을 제거해서 본질적으로 문제를 해결해야 한다는 뜻이다. 밭에 난 잡초를 제거하려면 위로 올라온 잎들을 제거하는 것으로는 충분치 않고 반드시 뿌리까지 뽑아야 한다. 암을 제대로 고치기 위해서는 몸에 생긴 암종양만 제거할 것이 아니라 마음상태도 바로잡아야 한다. 그러나 불행하게도 마음을 바로잡는 치료를 시도하는 의사는 거의 없다.

그래서 현대의학의 암 치료 성적이 나쁜 것이다.

암은 전신 질환일까, 국부 질환일까?

요즘 암종양에 대한 의학적 소견을 보면 전문적이고 과학적인 것은 물론 아주 세밀하다는 느낌을 받는다. 과학은 발전을 거듭할수록 미세한 부분을 연구하고 미세 단위로 해석하는 경향이 있는데, 암에 대해서도 아주 미세한 단위의 처치를 해야 하는 것처럼 말하고 실제로 그렇게 치료를 한다.

그런데 미세 단위의 접근을 해야만 과학적이라고 할 수 있을까? 미세한 단위로 처치해야 한다면 암은 국부적인 질병일까? 혈액검사를 해도 암종양표지자가 나온다는 의미는 무엇일까? 암세포가 전신으로 돌아다니며 영향을 미치고 있다는 의미가 아닌가? 그런 의미에서 암은 국부 질환이 아니라 전신 질환이 아닐까?

암은 국부에 드러나 전신에 영향을 미치는 질병이라고 생각하는 것이 암의 실체를 더 잘 반영한 정의라고 생각한다. 그렇게 암에 대해 정의를 내리게 되면 암을 극복하기 위해 좀 더 다양한 수단을 사용할 수 있다. 국부에 발생한 암종양을 어떻게 다루느냐 하는 문제와 더불어 어떻게 신체의 면역력을 높여서 이 문제를 극복해나갈 것인가라는 두 가지의 접근법을 취할 수 있다.

07

암을 극복하는 과정이 왜 이렇게 고통스러울까?

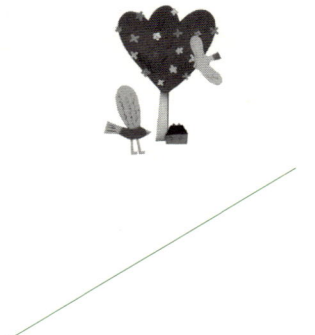

암 극복을 위한 로드맵

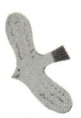

  암을 극복하는 과정이 고통스러운 이유는 파괴적인 방법으로 암종양만 제거하려고 하기 때문이다. 나의 경우 멜라네시아인의 관점에서 친화적으로 암을 극복하려는 시도를 하고 나서부터 암 치료의 과정이 삶의 질을 높여주는 아주 좋은 계기가 되었고, 암 치료는 더 이상 고통스럽지 않았다. 그래서 『행복한 암 동행기』를 쓰게 되었다.

  앞에서 예로 들었던 노사 갈등과 파업을 떠올려보자.
  당신이 회사의 경영자라고 가정하고, 당신의 회사에 파업이 발생하면 당신은 어떻게 대처할 것인가? 파업한 노조를 강제로 진압하기 위해 무조건 공권력을 투입할 것인가? 물론 그렇지 않을 것이다. 당신은 우선 노동자들의 요구 조건이 무엇인지를 들을 것이다. 만일 그들의 요구가 정당하고 회사 입장에서 수용할 수 있는 것이라면 흔쾌히 그 요구조건을 수용할 것이다. 하지만 그렇지 못할 경우에는 협상과 설득의 과정을 당연히 거칠 것이고, 때에 따라서는 협박과 회유를 할지도 모르겠다.
  그러면 몸의 세포가 파업을 일으켰을 경우에 병원에서는 어떻게 할까? 파업을 일으킨 몸에게 파업, 즉 암종양을 만든 이유가 무엇이고 무엇을 원하는지를 묻지도 따지지도 않는다. 무조건 공권력을 동원해서 강제적으로 해산하는 일, 즉 수술과 방사선, 항암치료를 한다. 그래서 암환자의 삶은 그만큼 고달프다. 병원에서는 왜 이렇게 대응을 하는 것일까? 암이라는 문제를 대립적이고 분석적이고 정복적으로 해결하려고 하기 때문이다.

예전에 아프가니스탄에서 빈 라덴과 탈레반 사태가 있었고, 이라크에서는 사담 후세인의 사태가 발생했었다. 조지 부시 전 미국 대통령 부자는 이것을 국제적인 암이라고 규정해서 수술과 방사선과 항암제를 강력하게 투여했다. 그 결과 처음에는 종양이 줄어드는 것 같아 보였지만 다발성 전이가 일어나서 파키스탄과 예멘으로 전이되었다. 얼마 지나지 않아서 다시 악성 종양이 재발되었는데 그것이 바로 IS라고 할 수 있다. IS로 인해서 전 세계가 테러의 공포를 겪고 있고 유럽연합은 그 존립마저 위태로운 지경에 처하게 되었다. 미국이 중동사태에 사용한 방법이 바로 '조지 부시' 방법, 소위 '조지고 부수는' 방법이다. 이 방법이 겉으로는 강력하게 문제를 해결하는 것 같아 보이지만 문제를 본질적으로 해결하는 데는 아주 비효율적이다. 십수 년이 지난 요즘에도 아프가니스탄과 이라크는 여행도 갈 수 없는 나라가 되었고, 그들은 연일 전쟁과 테러의 공포 속에 살고 있는 실정이다.

암을 치료하는 과정이 그토록 고통스러운 이유는 암 자체가 힘들게 해서라기보다는 공격적인 암 치료가 만든 역기능적인 면이 오히려 크다고 생각된다.

08

어떤 사람이
암에
잘 걸리는가?

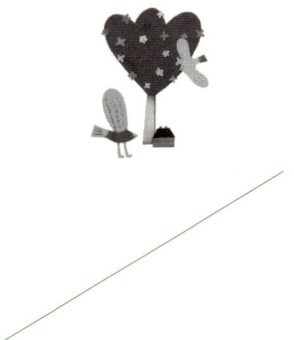

암 극복을 위한 로드맵

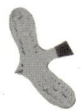

　암에 걸리는 사람들은 어떤 공통된 특성이 있을까? 특별한 이유가 있을까? 사실 암의 원인은 너무나 다양하다.
　우선, 독한 농약을 살포한 곳이거나 독성화학물질을 생산하는 공장 근처에서 살고 있다면 당연히 암에 걸릴 확률이 높을 것이다. 또 평생 과도하게 흡연을 한 사람도 마찬가지이다. 이런 물리적·환경적인 요인을 제외하고 암이 발병하는 사람에게는 어떤 특성들이 있을까?

　암에 잘 걸리는 사람들의 특성으로 폭음과 폭식, 과도한 흡연, 장기간의 무절제한 생활을 가장 먼저 꼽을 수 있다. 이런 사람들은 암이라는 진단을 받으면 대개 올 것이 왔구나 하는 반응을 보인다.
　지나치게 살아온 사람도 암에 잘 걸린다. 다른 사람들에게 지나치게 착하게 대하며 천사처럼 보이려 노력해온 사람, 완벽을 추구하며 살아온 사람, 성취 중심의 삶을 살아온 사람들이 암에 잘 걸리는 것 같다. 나쁜 사람들이 아니라 오히려 성실하고 착하게 열심히 살아온 사람들이다. 그러나 이들은 모두 자신에게 주어진 것 이상으로 살려고 했다는 공통점이 있다. 어떤 면에서 이들은 욕심이 지나친 사람들이라고 할 수 있다. 이렇게 말하면 "안 그래도 암에 걸려 힘든데 이제는 윤리적 단죄까지 하는 거냐"고 항변할지 모르겠다. 그러나 내가 말하는 욕심은 윤리적인 일탈을 의미하는 것이 아니라 존재론적인 의미에서의 욕심을 말한다.

『성서』는 "욕심이 잉태한즉 죄를 낳고 죄가 장성한즉 사망에 이르느니라(약1:15)"라고 말한다. 이 말을 암환자에게 그대로 적용시키면 '욕심이 잉태한즉 암종양이 생기고 암종양이 자라서 다발성 전이를 이룬즉 사망에 이르느니라'라고 할 수 있다.

그러면 욕심은 무엇일까? 욕심은 한마디로 '정상 범위를 넘어서는 과도한 욕구의 추구'라고 할 수 있다. 매일 과도하게 살아온 결과 암종양이 생기고 그 암종양이 계속 성장하게 방치함으로써 죽음에 이르게 된다고 볼 수 있다. 그러면 어떤 과도함이 사람을 그리고 암환자를 죽음으로 내몰까?

과학과 기술은 끊임없이 발달하지만 인류의 미래는 조금도 낙관적이지 못하다. 대부분의 사람들이 소통의 도구인 스마트폰을 가지고 다니지만 소통의 부재를 호소한다. 의학은 연일 발달한다는데 환자들은 더 많아지고, 병원과 제약회사는 더 거대해진다. 이상한 세상이다. 이런 세상에서 살아남기 위해서 사람들은 더 치열하게 살고 있다. 그 결과 육체적·심리적·사회적 스트레스로 고통받게 되고, 세포의 근로 환경이 열악해지면서 몸에 대한 복리후생이 엉망이 된다. 그렇게 산 결과로 우리 몸의 세포가 노조를 결성하고 파업을 하기에 이른 것이 암이라고 할 수 있다.

물론 완벽한 직장은 없다. 아무리 좋은 직장이라도 퇴사자는 있기 마련이다. 마찬가지로, 완벽하게 건강한 사람은 없다. 우리 몸에서 매일 수천 개의 암세포는 늘 생기지만 우리의 면역세포들이 다 처리해낸다. 문제는 이 암세포가 노조를 결성하고 조직적인 파업을 일으키게 되었다는 점이다. 이것이 바로 암환자가 풀어야 할 과제이다.

09
암세포는 어떤 특징을 가지고 있는가?

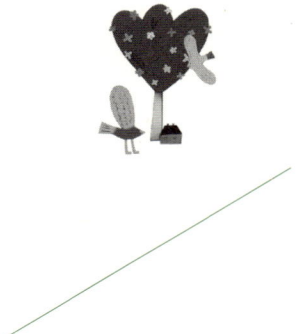

암 극복을 위한 로드맵

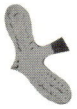

　암을 극복하기 위해서는 암세포의 특성을 잘 알고 대처하는 지혜가 필요하다. 암세포는 일반적으로 세포의 사멸주기를 어기고 무한히 증식하는 고장난 세포라고 할 수 있다. 의학적인 관점에서 암세포는 계속 무한증식의 신호를 보내고, 자연사를 거부하고, 영속 복제하는 능력을 가지고 있으며, 주변 조직에 침윤과 전이를 하고, 암 억제 작용을 회피하는 능력을 스스로 만들어가는 세포라고 한다. 하지만 이런 정보들은 의학적으로는 의미가 있지만 일반 암환자가 암을 극복하는 데는 큰 도움을 주지 못한다.

　그러면 일반 암환자가 알아야 할 암세포의 특징은 어떤 것들이 있을까?

　첫째, 암세포는 태아세포와 같이 아주 빠르게 분화한다. 이 특성을 이용해서 빠르게 분화하는 세포를 공격하는 화학독극물이 항암제라고 할 수 있다. 또 요즘 주로 사용하는 표적치료제는 상기한 암세포의 특징 중에서 한두 가지를 공격하는 것인데, 그중에는 신생 혈관의 생성을 억제하는 성분을 가진 것이 더러 있다.

둘째, 암세포는 저산소세포 또는 혐기성 세포다. 암은 산소가 부족한 신체에서 주로 생성되고 성장한다. 그래서 암환자들은 공기 중 산소 함유량이 상대적으로 높은 곳에서 요양하는 것이 유리하며, 공기 중 산소를 더 많이 섭취하기 위해 심호흡과 유산소운동을 자주 해야 한다. 그러나 아무리 공기 좋은 곳에서 산소를 많이 흡입해도 몸이 산소를 잘 받아들이지 못하는 상태가 되면 안 되기 때문에 몸과 마음을 산소 교환비율이 높은 상태로 만들어야 한다. 몸이 산성 체질에서 벗어나도록 해야 하고, 용서하지 못한 문제들을 빨리 풀어서 몸이 산소를 잘 받아들이게 만들어야 한다.

셋째, 암세포는 저체온 상태에서 주로 증식한다. 그래서 몸을 따뜻하게 하려고 노력해야 한다. 이를 위해 병원에서는 주로 고주파 온열치료기를 사용하는데 그것은 병원의 경영환경에 맞는 도구라고 할 수 있다. 개인은 그것보다 더 효과적이고 사용이 편리한 기구들을 사용할 수 있다. 그런 기구들을 사용해서 몸이 차갑거나 불편하거나 통증이 느껴지는 곳에 집중적으로 열을 주입함으로써 암을 극복하는 데 도움을 받을 수 있다.

넷째, 암세포는 낫지 않은 염증으로 기인한다는 주장이 있다. 그래서 암에서 낫기 위해서는 몸이 빨리 악액질의 상태에서 벗어나도록 해야 한다. 자연에 가까운 질 좋은 음식을 섭취해야 하며, 과식은 하지 말아야 한다. 육류는 활성산소를 많이 발생시키고 혈액을 탁하게 만들기 때문에 가급적 먹지 않는 것이 도움이 된다.

다섯째, 암세포는 주변 조직의 영양소를 빼앗아가는 소모성 세포다. 그래서 암환자들은 혈색이 좋지 않고 계속 체중이 줄어드는 경향이 있다. 따라서 빼앗기는 영양소를 신속하고 충분히 보충해주어야 한다. 몸에 좋은 음식을 먹어 영양분을 충분히 섭취하고, 적극적으로 즐겁게 식사를 해서 적정 체중과 컨디션을 유지할 수 있도록 해야 한다.

여섯째, 암세포는 면역력을 떨어뜨린다. 그러므로 지속적으로 면역력을 높이는 것이 암 극복의 핵심이다. 면역력을 높이기 위해 좋은 음식을 먹고, 적절한 운동을 하고, 물리적인 치료의 도움을 받고, 몸에 좋은 약과 건강식품을 적절히 섭취하고, 정신적으로 건강한 상태를 유지하도록 노력해야 한다.

대부분 암환자들은 과도한 욕구를 추구하며 살아왔기 때문에 늘 교감신경이 과하게 항진되어 있고 상대적으로 부교감신경은 저하되어 있는 면이 있다. 의도적으로 부교감신경을 항진시켜서 자율신경계의 균형을 맞춰 가려고 노력해야 한다. 이를 위해 좋은 음악을 듣거나 영화를 감상하는 등 감성적인 활동을 하는 것이 좋다.

 암세포의 특성을 잘 알아서 일상생활에서 적절하게 대응하는 것이 중요하다. 그렇게 세포의 근로 환경을 개선시킬 때 암세포는 농성을 풀고 정상 근무 체계로 들어갈 수 있을 것이다.

10

왜
현대의학적
치료만으로는
암을 극복하기가
어려운가?

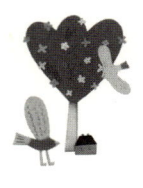

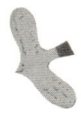

    다른 어떤 질병보다 암은 현대의학적인 치료를 받아도 다른 대안들을 찾아나서는 경우가 많다. 현대의학적인 방법만으로는 충분하지 않다는 생각이 들기 때문일 것이다. 이 세상이 요구하는 것을 무분별하게 답습하거나 수용하지 말고 마음을 새롭게 해야 한다. 왜냐하면 개개인들은 도덕적일지 모르지만 이 시대의 모든 사람들이 자본주의적인 경제체계 속에서 살아가고 그 본질은 이윤을 창출하는 것이기 때문이다. 그러므로 암을 효과적으로 극복하기 위해서는 현대의학이 가진 암 치료의 전제들을 잘 파악하는 것이 중요하다. 치료의 전제에 대한 분별력이 없으면 그만큼 암을 극복하기가 힘들어지고 암환자로서 오랫동안 고통받을 가능성이 높다. 언제까지 이 힘든 항암제를 맞아야 하느냐고 의사에게 물어보면 죽을 때까지 맞아야지요!라는 답을 듣게 되기가 쉬울 것이다. 참 야속한 답변이지만 그가 할 수 있는 답이 그것뿐이다. 현대의학적인 암 치료의 전제와 한계를 잘 살펴보고 바른길을 찾아야 한다.

과학만능주의적 원인 분석이다

    이것은 암을 과학주의적인 관점에서 규정한 것이다. 과학은 이 시대에서 자신이 마치 전능한 존재처럼 처신하고 우리에게 그 내용을 숭배할 것을 강요한다. 하지만 과학은 진리가 아니라 '하나의 주의'라는 사실을 명심할 필요가 있다. 사물과 현실의 실제를 규명하는데 과학이 유일한 방법은 아니다. 그럼에도 불구하고 이 시대는 과학만능의 사고로 팽배하다. 그 결과 다른 관점에서 쉽게 문제의 원인과 해결책을 찾을 수 있는 것도 헤매거나 엄청난 비용을 들이게 만들기도 한다. 후발 주자들의 진입을 막기 위해 계획적으로 그런 지나친 규칙을 고집하기도 한다.

과학만이 유일한 사실 검증의 방법일까? 나는 우리 아버지와 유전자검사를 해보진 않았지만 그 분이 내 아버지인 것을 결코 의심하지 않는다. "무엇으로 그런 맹신을 하는가? DNA검사를 해본 것도 아니면서"라고 반문할지 모른다. 하지만 나를 위해서 자갈논 팔아서 엄청난 교육비를 대주는 희생적인 노력을 할 사람은 친아버지가 아니면 가능하지 않기 때문에 그 분이 내 친아버지임을 확신한다. 그리고 그냥 한눈에 봐도 닮았기 때문이다. 그러나 "그런 결론은 과학적인 사실 규명의 방법은 아니다"라고 한다면 나는 그냥 어깨를 으쓱할 뿐이다. 암을 규정하는 데 있어서 과학주의는 암의 원인이 세포의 돌연변이라고 하지만 성경은 더 깊은 차원에서 '욕심이 바로 암의 원인'이라고 한다.

나무만 보고 숲을 보지 못한다

이것은 분석적인 방법으로 사물을 규정하는 접근이다. 암을 극복하는 데 있어서 분석적인 기법이 꼭 필요하다. 하지만 총체적인 관점에서 암의 원인을 바라보지 않고 단지 분석만 할 경우 나무만 바라보고 숲은 바라보지 못하기 때문에 내가 원하는 목적지에 도달하지 못하고 '수술은 잘되었지만 안타깝게도 회복 시기를 놓치는 것'과 같은 치료 과정상의 오류를 범할 수 있다.

암과 싸우라는 치료법이다

내가 내 몸에서 생긴 암세포와 싸운다는 것은 어떤 의미에서는 차원이 맞지 않는 이야기가 될 수도 있다. 암은 싸워서 이길 질병이라기보다는 잘 달래서 해결해야 할 질병이라는 것을 명심해야 한다.

암에 걸리면 우리는 흔히 '암 투병'이라고 표현한다. 그런데 암 투병, 즉 환자가 자기 몸 안에서 돌연변이를 일으켜서 증식하고 있는 세포와 싸운다는 것이 과연 올바른 관점일까? 내가 내 몸의 주인, 혹은 적어도 청지기임에 동의한다면 그것은 스스로 자신의 신분과 역할을 아주 격하시킨 것이라 할 수 있다.

그런데 왜 병에 걸리면 곧 바로 투병이라고 말하는 것일까? 이는 바로 현대의학이 서구인들의 대립적이고 분석적이며 정복적인 사고 체계에서 비롯되었기 때문이다. 그래서 현대의학은 공격성이 강하다. 감염시킨 바이러스를 퇴치하기 위해 공격해야 한다는 생각을 하게 만든다.

그러면 어떻게 하는 것이 좋을까? 암과 싸울 것이 아니라 내 몸의 주인으로서 권위를 가지고 암을 다스려야 한다. 올바른 전제와 관점으로 상황과 현실을 인식하고, 올바른 방법으로 문제를 풀어가는 리더십을 우리 몸에 발휘해야 한다.

우선, 공격적인 관점이 아니라 친화적이고 화해하는 관점에서 암을 다루자. 부분적인 관점이 아니라 총체적인 관점에서, 분석적인 관점을 넘어 종합적인 관점으로 문제를 이해하고 접근하도록 하자. 그렇게 하는 것이 암환자의 삶의 질을 높일 뿐만 아니라 암을 극복하는 데 있어서도 더 나은 결과를 가져오리라 확신한다.

질병 치료를 위해 쓰이는 약 중에는 항암제를 비롯해 항생제, 항산화제, 항히스타민제 등 주로 '항'이라는 접두사로 붙어 있는 것들이 있다. '항'이라는 접두사를 붙였다는 것은 질병에 대해 대립적인 입장에서 접근하고 있다는 의미이며, 증상에 대응해서 치료하는 대증요법을 취한다는 뜻이다. 이러한 접근법이 단기적인 성과를 올리는 데는 도움이 될지 모르지만 근본적인 문제를 해결하는 데는 별다른 도움을 주지 못하고 실패할 가능성이 높다.

환자를 바라보는 전제가 유물론적이다

병원에서 의사가 암환자를 진료할 때 환자의 근황을 진지하게 파악하거나 안색을 살피는 경우는 드물다. 잘나가는 의사일수록 그 정도가 심하다. 의사들은 모니터를 바라보느라 환자와 눈을 마주치는 일조차 드물다. 환자가 질문을 해도 건성으로 대답하면서 대부분 모니터에 뜬 내용을 읽기에 바쁘다.

그들이 모니터를 통해 보는 것은 환자의 PET·CT·MRI 등 영상에 대한 진단방사선과 전문의의 소견이나, 임상병리학과에서 검사한 혈액검사와 소변검사 등의 결과다. 그들은 환자가 답답하고 궁금한 것이 많은 줄 잘 알고 있다. 하지만 모니터만 보는 것으로 당신이 느끼고 경험하는 것보다 더 정밀하고 올바른 정보가 컴퓨터 안에 있으니 잠자코 기다리면 다 읽고 나서 답할 것이라는 무언의 의사소통을 한 것이다.

과연 어떤 신념이 그런 행동을 하게 만들까? 그것은 의사들이 '인간은 100% 물질로 구성되어 있다'는 전제를 가지고 있기 때문이다. 인간이 물질적인 존재라서 암종양도 몸에 생긴 것이다. 그러나 인간은 감정적인 존재이기도 하고, 정신적인 존재이자 영적인 존재이기도 하다. 오늘날 현대의학은 환자를 인격으로 다루는 것이 아니라 물질로만

대하고, 사람을 대하기보다는 질병을 대하는 경향이 있다. 그래서 의사를 만나고 돌아서면 원인 모를 불편함이 생기는 것이다.

치료의 목표가 단지 환자 몸에서 암종양을 없애는 것이다

암환자들을 치료하려는 의사들의 목표는 환자의 몸에서 암종양을 제거하는 것이다. 그들은 환자의 몸에 암종양이 조금이라도 있으면 살아남을 수 없을 것이라는 확신을 가지고 있는 듯하다. 마치 내 몸이 암종양을 전혀 제거할 수 없을 것이라는 생각을 가지고 있으며 그 종양을 제거할 수 있는 존재는 의사 자신뿐이라고 생각하는 것 같다. 이런 신념의 체계가 공격적인 치료를 하게 만들고 암환자를 비참하게 만들기도 한다. 암환자의 몸에서 '암종양은 사라졌지만 암환자 자신도 죽는다'라는 웃지 못할 현실을 만들고 있다.

치료의 최종 목적은 환자의 물리적 생명을 연장시키는 것이다

의사들과의 대화가 치열해져서 논쟁이 되면 의사들은 자신들이 치료를 해서 여명 기간이 얼마나 연장되었다는 식의 말을 자주 한다. 현대의학의 지고지순한 목표는 환자의 여명 기간을 늘리는 것이 되었다. 연장시킨 여명 기간의 질에 대해서는 별다른 관심이 없다. 그 환자가 집중치료실에서 행복도 느끼지 못하고 인간으로서의 존엄도 무시당한 채 엄청난 경제적인 대가를 지불하며, 고통을 감내하고 있더라도 말이다. 그런데도 여명 기간만을 연장시킨 것이 큰 업적이 되고 있는 실정이다. 과연 누구를 위해 여명 기간을 연장하는지 모를 일이다.

11

암을 효과적으로 극복하려면 어떻게 해야 하는가?

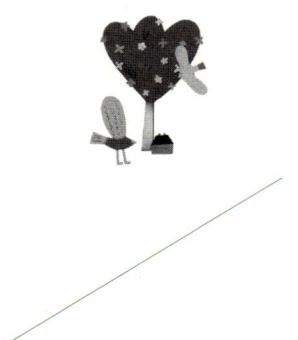

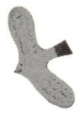

암을 효과적으로 극복하기 위해서는 올바른 대상, 올바른 윤리, 올바른 과학적 전제가 필요하다. 무엇이 올바른 대상이고, 올바른 윤리이며, 올바른 과학적 전제인지 살펴보자.

올바른 대상을 신뢰하라

우리는 병에 걸리면 가장 먼저 의사를 신뢰하는 경향이 있다. 그런데 과연 의사가 올바른 신뢰 대상일까?

올바른 신뢰 대상은 다음의 두 가지 조건을 모두 갖추어야 한다.

- 내가 의뢰하는 문제를 해결해줄 충분한 능력이 있는가?
- 내가 의뢰하는 문제를 자신의 문제처럼 생각하고 해결해주려고 노력하는가?

누군가를 신뢰하려면 가장 먼저 그 대상이 내가 의뢰하는 문제를 해결해줄 충분한 능력이 있는지를 살펴야 한다. 그럼 의사는 암환자를 치료할 충분한 능력이 있을까?

어떤 의료기관이나 의사도 암환자를 고쳐줄 수 있다고 말하는 곳은 없다. 만약 있다면 돌팔이거나 거짓말을 하는 것이다. 의사는 분명 암종양과 그것을 제거하는 지식과 기술을 많이 알고 있다. 그러나 의사가 가진 능력과 경험은 암환자가 의뢰하는 문제를 해결하기에는 턱없이 부족하다. 그런 점에서 의사를 마치 전능한 존재처럼 생각해 무조건 신뢰하는 것은 위험하다.

그다음으로 고려해야 할 점은 내가 의뢰하는 문제를 자신의 문제처럼 생각하며 해결해주려고 노력하는가 하는 점이다. 암환자에게 있어서 의사는 그런 존재일까? 불행하게도 그렇지 못하다. 의사가 비윤리적이라는 의미가 아니다. 보통 3분 이내에 환자 한 명을 진료해야 하는 지금의 의료시스템 속에서 환자들에게 충분한 책임감을 갖기엔 한계가 있기 때문이다. 또 하루에 100명 가까운 환자를 보아야 하는 의사로서 자기가 보는 모든 환자에게 무한책임감을 느끼면 자신이 먼저 스트레스를 받아 암에 걸리기가 쉬울 것이다. 그래서 그도 살아남기 위해서 대부분 사무적으로 환자를 대하는 방어기제를 쓸 수밖에 없는 것이다.

그러면 내가 의뢰하는 문제를 해결해줄 충분한 능력도 있고, 내가 의뢰하는 문제를 나처럼 절실히 다루어줄 존재는 누구일까? 이 두 가지 조건을 만족시키는 존재는 바로 신앙의 대상(절대자)이다. 암을 극복하기 위해서는 바른 대상을 신뢰해야 한다. 그래야 다른 대상들을 상대화해서 평가하고 그 유의성과 한계를 명확히 볼 수 있다. 그렇게 되면 의사를 비롯한 다양한 치료 방법에 대해 올바른 지식과 정보를 잘 활용할 수 있는 정신적 여유와 지혜가 생기게 된다.

그렇다면 암을 극복하는 과정에서 의사는 어떤 위치에 두어야 할까? 절대자를 온전히 신뢰한다는 전제에서 좋은 의사를 찾아 그의 전문성을 잘 활용해야 한다. 물론 의사와 환자 사이에 깊은 신뢰가 있으면 치료에 도움이 된다. 그러나 의사는 활용해야 할 대상이지 전적으로 신뢰할 수 있는 대상이 될 수는 없다. 만약 의사를 전적으로 신뢰할 경우 뼈아픈 후회와 대가를 지불하게 될 수도 있다.

올바른 윤리를 가져라

암을 극복하는데 무슨 윤리 타령이냐고 할지 모르겠다. 그러나 세상의 모든 문제를 잘 살펴보면 분명 윤리적 전제가 깔려 있다. 암환자에게 필요한 윤리는 바로 '책임의식과 주도적 태도'라고 생각된다.

우선 암은 누가 만들었고 어디에 생겨 있는지를 생각해보자. 암은 바로 암환자의 몸 상태가 만들었고, 그 몸을 관리한 주체는 환자 본인이다. 물론 환자 자신도 통제할 수 없었거나 알지 못했던 다양한 유전적 요인, 환경적 요인 때문에 암이 생겼을 수도 있지만 그 이유가 어떻든 암환자의 몸에 암종양이 생긴 것은 분명한 현실이며, 그것을 해결해야 하는 것도 환자 자신이다. 그런데 많은 암환자들이 자신에게 생긴 암종양을 다룰 때 자기는 책임도 능력도 없는 것처럼 한 발 뒤로 물러서고 돈으로 해결하려는 경향이 있다. 의사들은 암을 치료하는 데 있어 암환자가 할 일이 거의 혹은 전혀 없고 다만 의사와 병원이 하는 말을 잘 따르라고 말한다. 암종양은 환자 자신이 만들었는데 정작 해결은 다른 존재, 즉 병원이 전적으로 해주길 기대하고 또 그렇게 해줄 것처럼 의료기관은 처신한다. 그러나 이러한 의존적 태도가 더 큰 비극을 불러온다.

암환자들은 자신이 만든 결과물인 암종양에 대한 책임감은 별로 느끼지 않고 다만 그 대가만 지불하면 모든 문제가 해결될 것처럼 생각하는 비윤리적 태도에서 벗어나야 한다. 암환자는 싫든 좋든 암종양을 자기 책임 하에 자신의 몸에 만들었음을 인정하고, 암 치료를 할 때 주도적으로 임해야 한다. 그런 결자해지의 자세를 가지는 것이 암환자가 지녀야 할 윤리이며, 그 태도가 바로 암을 극복하는 첩경이다.

올바른 과학적 전제로 접근하라

오늘날 암환자들이 사망하는 주요 원인은 암종양 자체가 아니라 암 치료의 부작용 때문이라고 한다. 즉 암 치료로 암종양은 사라지거나 줄어들지만 영양실조, 폐렴, 폐혈증 등으로 사망한다는 얘기다.

현대의학은 암환자의 몸에서 암종양을 없애는 것을 지고지순한 목표로 삼고 있다. 그것은 암환자의 생사가 암종양에 달려 있다는 전제에서 이루어지는 행위인데, 과연 그 전제가 맞는 것일까? 나는 아니라고 생각한다. 암종양이 환자에게 위협적이긴 하지만 환자 자신의 면역력으로 암종양을 다스릴 수 있다면 그 종양 자체가 생명에 절대적인 위협이 될 수 없기 때문이다.

일반인들이 알아듣기 힘든 생물학·생화학적 용어를 사용하거나 미세 단위를 거론하거나 거대한 장비를 사용한다고 해서 과학적이라고 단언할 수는 없다. 참된 과학이 되기 위해서는 그 전제가 올바른 것이어야 하며, 목표와 과정 자체가 목적과 부합해야 한다. 그런데 앞에서 살펴봤듯이 현대의학은 그 전제가 올바르지 않아 여러 문제가 동반해서 나타난다. 성공적으로 암을 극복하려면 암과 관련된 비신앙적이고 비윤리적인 면을 극복하고 과학적인 방법과 태도를 취해야 한다.

12

바람직한
암 극복의 목표는
무엇인가?

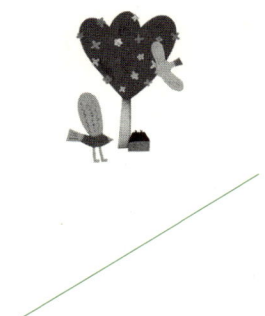

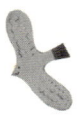

암 극복의 목표는 무엇이 되어야 할까?

많은 암환자들이 암이 생기기 전의 상태가 되었으면 하고 바란다. 암을 극복하려는 목표가 '암이 생기기 이전 상태'로 회복하는 것이라면 그것은 바람직하지 못하고 위험한 목표다. 암을 치료하는 과정에서 많은 시간과 비용을 지불하고 나서 고작 암이 생기기 이전의 상태가 되길 바란다는 것은 그야말로 밑지는 장사인 데다 또다시 암이 생길 수 있는 가능성이 큰 상태로 되돌아간다는 것인데, 그것은 결코 안전하지 않다. 암환자들은 성공적으로 병원 치료를 마치고 암종양이 더 이상 보이지 않는다는 결과를 얻고 나면 너무 기뻐한다. 그러나 다른 한편으로 그들은 '다시 재발하면 어떻게 하지'라며 두려움을 안고 살아가게 된다.

그렇다면 암 극복의 목표를 무엇으로 잡아야 할까? 그것은 내 몸에서 암종양을 완전히 없애는 것을 넘어, 암이 다시는 생기지 않을 몸과 삶의 상태로 나아가는 것이어야 한다. 암을 인생의 위협이 아니라 삶을 업그레이드하는 기회로 인식할 때 도달할 수 있는 목표이다.

암 극복을 위한 목표를 세울 때는 단순히 암종양을 없애는 수준이 아니라 더 이상 '암종양이 생기지 않을 삶'이 무엇인지를 생각하며 그 상태로 나아가기 위한 목표를 세우고 정진해나가야 한다. 그렇게 할 때 암을 보다 쉽게 극복할 수 있고, 더 풍성한 삶을 살게 될 것이다.

13

암을 극복하는 올바른 방법은 무엇인가?

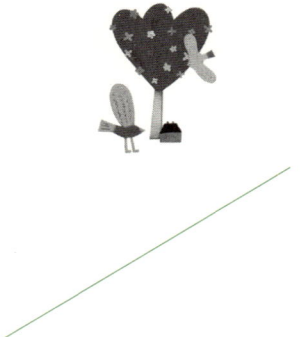

암 극복을 위한 로드맵

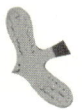

눈앞에 닥친 문제를 잘 풀기 위해서는 문제의 핵심을 잘 이해하는 것이 중요하다. 그때 문제의 독립변수는 무엇이고 종속변수는 무엇인지를 잘 파악해야 한다. 암종양이라는 문제를 풀기 위해서도 먼저 해결해야 할 것이 무엇이고 그다음에 해야 할 것이 무엇인지를 판단하는 것이 아주 중요하다.

첫째, 암종양을 만드는 원인을 제거하라

이미 내 몸에 생긴 암종양을 제거하는 증상 치료만으로는 암을 완전히 극복할 수 없다. 암을 발생시킨 요인이 무엇인지 파악해서 그 근본 원인을 없애야 한다.

가장 좋은 방법은 '치유'를 '질서 있는 삶으로의 복귀'라고 인식하는 것이다. 생각하기에 따라 치유는 고통스러운 것이 아니라 삶을 업그레이드시켜 내 삶을 명품으로 만드는 생산적인 과정이 될 수 있다.

∷ 암의 근본 원인 점검표 : 깨진 영역 찾기

영역	깨진 내용	점검
식습관	**섭취 내용** : 균형이 파괴되거나 영양가 없는 식품의 섭취 • 지방을 많이 섭취한다. • 백미, 백설탕, 백분 등 정제된 식품을 주로 먹는다. • 오염된 물, 술, 청량음료 등 순수하지 않은 식음료를 마신다. • 담배 등 해로운 기호식품을 즐긴다. • 물을 충분히(하루 2리터 정도) 마시지 않는다.	
	섭취 방법 : 불규칙적으로, 급하게, 많이 먹는다.	
주거환경과 생활방식	**거주 환경** • 공기가 탁하다. • 소음이 많다. • 채광이 좋지 않다. • 수맥이 흐른다. **수면과 배변 습관** • 수면시간이 평균 6시간 이하다. • 11시가 넘어서 잠을 잔다. • 배변을 규칙적으로 하지 못한다.	
일을 다루는 방식	강도 높은 일을 하거나 일을 몰아치며 한다. 완벽함을 추구한다. 협력보다 단독 플레이를 한다. 경쟁의식이 지나치게 강하다.	
자아를 다루는 방식	스트레스를 해소할 방법이 딱히 없다. 문제가 생기면 나 자신을 질책하곤 한다. 걱정 근심이 많은 편이다. 운동을 거의 하지 않는다.	
대인관계 방식	나에게 피해를 준 사람을 좀처럼 용서하지 못한다. 좋거나 싫은 감정을 잘 표현하지 못한다. 싫어도 거절하지 못한다. 마음의 감옥에 미운 사람들이 많다.	

절대자와의 관계	제조회사(창조주)가 만든 인생사용설명서를 무시하며 산다. 모든 결과를 내가 통제하려고 하는 강박이 있다. 참된 기쁨이 아닌 다른 욕구를 추구하는 중독현상이 있다. 실제의 나보다 더 나아 보이려는 위선이 많다. '내 삶은 내가 책임진다'는 생각에 참된 쉼을 가지지 못한다. 숨겨둔 죄악이 있어 영적 평안을 누리지 못한다.

둘째, 이미 몸에 생긴 암종양을 제거하거나 줄이는 노력을 한다

　암종양을 공격적으로 제거할까, 친화적으로 서서히 없앨까 고민이 될 것이다. 암종양을 친화적으로 잘 관리하면 저절로 암종양이 사라질지 궁금하기도 하고 미심쩍을 것이다.

　단순하게 대답하면, 내 몸이 암종양을 만들었다면 내 몸이 암종양을 없앨 수 있다. 하지만 몸 상태가 악액질이고 약해져 있다면 암종양이 줄어들기는커녕 더 커질 수밖에 없다. 그렇기 때문에 치료를 앞두고 암종양이 발생한 부위와 그 성장 추세로 봤을 때 적극적으로 면역력을 높이면 암종양이 스스로 정상화될 승산이 있는지를 사려 깊게 검토해야 한다. 만약 내 몸의 면역력만으로는 암종양을 줄일 수 없을 정도로 암의 세력이 커졌다고 판단되면 암종양을 만든 환경을 적극적으로 개선하면서 이미 발생한 암종양을 제거하거나 세력을 약화시키는 작업(수술)을 동시에 진행해야 할 것이다.

이때는 몸의 정상화를 위해서 이미 망가진 부품을 수선하거나 교체한다고 생각하는 것이 좋다. 또 내 몸의 면역력을 최소한으로 손상시키는 방법을 취해 몸 전체에 이익이 되도록 하는 지혜가 필요하다.

●● 수술, 어떻게 받을 것인가?

암종양이 너무 크거나 종양으로 인해 몸의 기능이 제대로 발휘되지 못하거나 삶의 질이 현저히 떨어진다면 수술을 할 수 밖에 없을 것이다.

수술에 들어가기 전에는 수술을 할 때 어느 부위를 얼마나 절제하는지, 그렇게 했을 경우 치러야 할 대가가 무엇인지, 수술 후 부작용은 무엇인지, 그것을 극복하기 위한 방법은 무엇인지, 그 부작용은 시간이 지나면 자연스레 극복할 수 있는 것인지 아니면 평생을 감내하며 또 다른 조치(호르몬제 복용 등)를 해야 하는 것인지 등을 검토해야 한다.

그다음으로 생각할 점이 암종양 절제의 정도다. 일단 수술실에 들어가고 나면 환자는 그 어떤 결정에도 관여할 수 없다. 물론 의사가 보호자와 상의하겠지만 대부분 의사가 주도적으로 결정하기 쉽다. 그렇기에 만약의 상황을 대비해서 가이드라인을 생각하고 의사에게 부탁하는 것이 필요하다.

수술을 집도하는 의사마다 수술하는 스타일이 조금씩 다를 수 있다. 어떤 의사는 보이는 모든 암종양을 가능한 절제하고, 어떤 의사는 비록 보이는 암을 다 절제하지 않더라도 환자의 생존 가능성과 삶의 질 등을 고려해서 소극적으로 절제하기도 한다. 그것은 의사가 중점적으로 보는 것이 암종양인지 환자의 생명력인지에 따라 다를 수 있다.

추천을 하자면 상대적으로 덜 공격적으로 수술을 하는 의사에게 수술을 받든지, 그것이 어려우면 수술하는 의사에게 덜 공격적으로 수술을 해달라고 요청하는 것이 좋다. 왜냐하면 암종양 못지않게 정상 세포들도 중요하고, 무엇보다 내 생명력이 암을 극복하게 도와줄 것이기 때문이다.

●● **방사선 치료, 어떻게 할 것인가?**

의사들은 수술을 받고 나면 표준치료라는 이름으로 방사선 몇 회, 항암 몇 회를 거의 세트 메뉴처럼 판매하려고 한다. 하지만 방사선 시술은 화학요법보다 받기는 쉽지만 부작용은 더 심하고 거의 영구적으로 지속된다고 할 수 있다. 그러므로 방사선 시술을 결정하기 전에는 반드시 방사선 시술의 목표는 무엇이고 어떤 부작용이 있는지를 잘 파악해야 한다. 그 외에도 꼭 해야 하는지, 하지 않을 경우에 예상되는 문제는 무엇이고, 예상되는 문제를 극복할 수 있는 다른 방안은 없는지, 목표를 달성할 확률은 어느 정도인지를 꼼꼼히 따져보는 것이 중요하다.

● ● **화학요법(항암제 투여)은 어떻게 할 것인가?**

　항암 치료라는 말이 있다. 그러나 엄밀히 말하면 항암 치료란 말은 정확한 표현이 아니다. 그것은 빠르게 분화하는 세포를 공격하는 화학 독극물을 몸속으로 투여하는 것이지 치료행위는 아니다. 정확하게 기술하면 화학요법이다.

　아주 좋은 항암제라 해도 효과가 20% 미만이 대부분이다. 그 의미는 10명 중 2명은 효과를 보지만, 8명은 돈을 날리는 것도 모자라 몸도 버린다는 의미다. 일반 항암제에서 좀 더 발전된 것이 있다. 암세포의 특징에 착안해서 만들어진 화학물질인데 통상 표적치료제라고 한다. 암종양은 신생 혈관을 만드는데 신생 혈관의 생성을 막는 억제제가 바로 대표적인 표적치료제이며, 이와 비슷한 작용을 하는 표적치료제들이 속속 개발되고 있다. 하지만 대부분 몇 개월 혹은 1년 이내에 심각한 부작용을 일으키기에 표적치료제를 기적의 신약이라며 치료 효과를 기대하는 것은 금물이다. 몇 개의 항암제를 한꺼번에 사용하는 화학요법도 있는데, 칵테일요법이라 불린다.

　화학요법은 환자의 입장에서는 득보다 실이 훨씬 더 크다고 할 수 있다. 하지만 병원 입장에서는 손쉽게 이윤을 올릴 수 있는, 득이 훨씬 많은 수단이다. 모든 약에는 부작용이 있지만 항암제는 부작용이 너무나 심하다. 또 항암제는 암종양을 완전히 없애 주지 못한다. 다만 효과가 있을 경우 일시적으로 암종양을 줄여주는 역할을 할 뿐이다.

"빈대 잡으려다 초가삼간 태운다"는 말처럼 많은 경우 '암종양을 줄이려다 몸을 망친다'라는 표현이 이 상황에 적절할 것 같다. 모든 항암제는 얼마 지나지 않으면 내성이 생기게 되는데 이는 암종양이 자신을 보호하기 위한 능력을 발휘하기 때문이다.

병원에서 화학요법을 권유할 때는 항암제를 투여하는 목적이 무엇인지 물어보아야 한다. 그것이 이미 발생된 암종양을 없애기 위함인지 전이를 예방하기 위함인지, 항암제 투여를 통해서 문제를 해결할 수 있는지 아니면 문제를 단순히 축소시키거나 연장하기 위함인지를 알아봐야 한다.

화학요법을 하더라도 결국 내 몸의 면역력이 암세포를 억제할 때만 암을 온전히 극복할 수 있다. 내 몸의 면역력을 간과하고 암을 치료할 수는 없는 것인데, 의외로 많은 환자들이 그 점을 소홀히 여기는 것 같다. 그러니 기존에 나와 있는 항암제가 내 몸에 있는 암종양에 어느 정도 실효성이 있는지를 파악하자. 내 경우에는 항암제가 거의 듣지 않은 암이었기 때문에 선택의 여지가 없이 내 몸 스스로 암종양을 없애는 길을 선택했고 그것이 도움이 되었다.

때로는 방사선과 항암제가 치료를 위한 효과적인 수단이라기보다는 의사가 선택할 수 있는 유일한 수단이기 때문에 권할 때도 있다. 그것을 분별하기 위한 철저한 노력과 지혜가 암환자에게 필요하다.

14

통증은 어떻게 관리해야 하나?

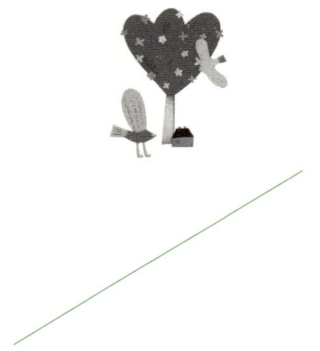

암 극복을 위한 로드맵

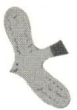

통증을 관리하는 획기적인 방법은 없다. 통증을 관리함에 있어 중요한 것은 마음가짐이다. 통증에 대해서 어떤 생각을 가지고 어떤 태도로 대하느냐가 통증의 증감에 중요한 영향을 미친다. 그런데 통증은 왜 오는 것일까? 통증이 없으면 좋은 것일까?

사람들은 통증을 싫어하지만, 하나님은 죄를 싫어하신다. 통증은 바람직하지 못한 상태를 드러내는 창조주의 표지일 수 있다. 그러니 '통증은 건강을 관리하는 바람직한 반응'이라고 긍정적으로 인식하자. 통증을 긍정적으로 인식하면 '통증이 오면 어떻게 하나' 하고 노심초사하지 않을 수 있고, 스스로 통증을 불러들이는 어리석음을 범하지 않을 수 있다.

또한 고통을 통해서 내가 몸을 바르게 사용하지 못한 잘못된 습관을 바꿀 수 있다는 적극적인 생각을 가지도록 노력하자. 그리고 앞에서 언급한 면역력을 높이는 노력들을 꾸준히 지속함으로써 참을 수 없는 통증이 오지 않도록 통증을 선행적으로 관리하는 것이 최선이다.

나도 암과 동행하면서 몇 차례 결정적인 위기가 있었고, 통증은 수

시로 찾아왔었다. 그러면서 통증을 가장 효과적으로 관리하는 방법을 터득했는데, 3분간 미친 듯이 웃는 것이다. 3분간 미친 듯이 웃는 것이 내가 자주 사용했던 진통제였다. 언제는 3분간 세 번 연속 웃어야 할 정도로 통증이 심했지만 미친 듯이 웃은 덕분인지 견뎌낼 수 있었다. 그런 뒤에 주열을 하고 EFT(정서자유기법)를 통해서 내면의 스트레스를 날리고 기(氣)의 흐름을 바로 잡고, 햇볕을 쐬면서 걸으니 통증을 어느 정도 가라앉힐 수 있었다.

15

암에 걸린
가족이나 친구를
어떻게
도와야 할까?

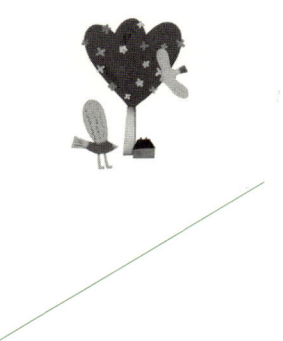

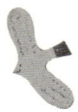

어느 날 갑자기 사랑하는 아내나 남편, 엄마나 아빠, 자식, 친구, 친척, 지인이 암이란 판정을 받았다면 어떻게 도와야 할지 고민이 될 것이다. 병문안을 갈 때 무엇을 가지고 가야 하는지, 만나면 표정을 어떻게 지어야 하는지, 무슨 말을 해야 하는지도 막막할 것이다.

대부분 누군가가 암 판정을 받았다는 소리를 들으면 많은 분들이 환자에게 위로와 도움을 준다. 그러나 시간이 지날수록 그런 분위기는 사라지고 암환자 자신만이 암과 외롭게 정면 승부를 해야 하는 상황으로 접어든다.

구약성서에는 병문안과 관련해서 의미 있는 시사점을 던져주는 욥기 편이 있다. 그 내용은 이렇다. 욥은 인간적으로 최악의 상황에 처하게 된다. 경제적으로는 파산을 하고, 일곱 아들과 세 딸이 한날에 사고로 모두 죽고, 온몸에는 악창이 생겨서 견딜 수 없을 정도의 고통을 겪는다. 그런 욥을 위해 친구들이 찾아와서 함께 일주일을 같이 있으며 위로를 해주었다. 그 후에 위로해준답시고 일주일 동안 참았던 말들을 입을 열어 쏟아냈다. 그것이 논쟁이 되었고, 악창으로 아프고 힘든 파산상태의 욥을 더욱 절망하게 만들었다. 사실 암환자가 되면 주변에서 욥의 친구들과 같은 사람들을 많이 만나게 된다.

'지식이 없는 사랑, 사랑이 없는 지식'이라는 제목의 고교 시절 영어 독해문장이 기억난다. 암환자를 돕는 데에는 이 두 경우 모두 위험하다. 암환자를 돕다 보면 정작 본인보다 가족이나 주변 사람들의 입김이 더 크게 작용을 하는 경우들을 본다. 이 작은 책에도 이 단락을 넣는 이유가 바로 암환자 본인은 어떻게 암 치료를 해야 할지 결심이 섰지만 정작 가족들이 동의하지 않아 힘든 분들을 많이 보았기 때문이다.

암에 걸린 분들을 도울 때 사랑이 없는 지식도 문제지만 지식이 없는 사랑은 더 큰 문제를 불러일으킨다. 그들은 대부분 "내가 할 일 없어서 이러는 줄 아냐? 정말 돕고 싶어서 하는 말이니 잘 새겨들으라"고 한다. 그런데 돕는다는 말은 무슨 뜻인가? 사랑한다는 뜻이다. 참되게 사랑을 하려면 자기 주장을 일방적으로 하는 것이 아니라 상대를 편안하게 해주고, 상대에게 도움이 되는 내용을 도움이 되는 형태와 태도로 해주어야 한다. 그런데 자신이 암환자도 아니면서 암 치료법에 대해서 지나치게 일방적으로 환자에게 강요하는 사람들이 있다. 그들에게 암에 대해서 얼마나 알고 있으며 암에 관해 어떤 공부를 해

보았느냐고 물어보면 "그런 건 똑똑한 의사들이 잘 알아서 알 것이 아닌가"라면서 짜증스럽게 반응한다. 참 안타까운 현실이다.

대부분 그들은 자신이 무슨 말을 하는지, 자신이 권하는 내용이 무엇을 의미하고, 결과가 어떻게 되는지도 심각하게 고려하지 않고 말하는 경우가 많다. 아주 일방적으로 말이다. 그들은 대개 그동안 암환자에게 잘못을 많이한 사람이거나 평생 자기방식대로 살아온 사람들이기 쉽다. 그들은 미안한 마음으로 말하지만 여전히 자기중심적이다.

그러면 어떻게 암환자를 도와줄 수 있을까?

첫째, 사랑하는 사람을 도우려면 일단 잠잠히 환자의 말을 들어주고 환자의 마음을 헤아려주어야 한다. 그것이 사랑이다.

둘째, 정말 상대를 도와주려면 도움을 주기에 합당한 지식을 쌓아야 한다. 환자를 대신해서 암 극복을 위한 다양한 방법과 다양한 경로들을 책을 읽든지 인터넷 검색을 통해 신뢰할 수 있는 정보를 취합해 환자에게 자세히 알려줘야 한다.

셋째, 환자 본인의 선택과 결정을 존중해줘야 한다. 병의 치료와 관리와 관련된 내용을 자세히 설명해줄 수는 있지만 절대 강요하지는 말아야 한다. 환자가 당신에게 상의할 때 당신의 의견을 말해주고, 내 생각은 이렇지만 난 당신의 의견과 선택을 존중하고 "당신이 어떤 선택을 하든지 당신을 지지하고 도울게"라고 말하라. 절대 선택을 강요하지는 말아야 한다. 그것이 더 큰 스트레스를 불러일으키고 환자를 죽음으로 몰 수도 있기 때문이다. 어떤 치료행위든 효과를 보려면 환자 자신이 충분히 동의하고 기꺼운 마음으로 응해야 한다. 강요로 치료에 응한다면 우리 몸의 백혈구가 긍정적으로 반응하지 않는 경우가 대부분이다.

넷째, 꼭 필요한 부분을 구체적으로 도와주어야 한다. 어떤 치료 방법을 선택할 것인가 하는 문제는 환자 본인이 선택을 하도록 해야 한다. 그리고 결정을 하고 나서 그 결정을 추진해나가는 데 필요한 구체적인 사안들은 주변 사람들이 분담을 해서 도와주어야 한다. 내 아내는 내가 암을 극복하는 것을 돕기 위해 발반사요법 자격증을 따서 매일 저녁 발반사요법을 해주었고 주열도 해주었다. 또 열심히 항암 식단을 만들어서 영양 많은 음식을 맛있게 만들어주려고 했다. 아내는 아주 실질적인 방법으로 헌신적으로 나를 도와주었다. 하지만 치료 방법에 대해서는 자신의 생각을 강요하지는 않았다. 그래서 나는 별다른 스트레스 없이 암을 극복할 수 있었던 것이다. 지식이 없는 사랑을 하거나 지나치게 사랑하는 것보다는 아무것도 안 하는 것이 더 나을 수 있다.

어제 죽 전문점에 점심을 먹으러 갔다가 나오면서 계산대 옆 모니터에 띄워져 있는 '엄마, 아프지 마! 내가 속상하잖아!'라는 문구를 보았다. 그 마음이야 이해 못 하는 바는 아니지만 참 이기적인 표현이라는 생각이 들었다. '엄마가 아프지 말아야 할 이유가 자기가 속상하기 때문이라니'라는 생각이 들었기 때문이다.

우리가 하는 사랑이 이렇게 미성숙하고 자기만족적일 때가 많음을 기억해야 한다. 사랑을 자기의 유익이 아니라 상대에게 궁극적으로 도움이 되는가를 생각해서 행동하는 배려가 필요하다. 특별히 가족 간에는 더더욱 그런 예의가 필요하다.

16

자연치유란 무엇인가?

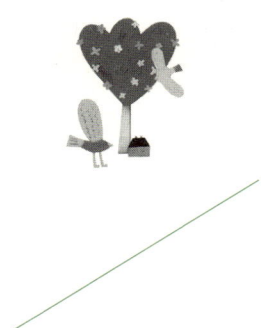

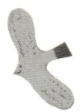

　자연치유를 받겠다고 하면 사람들은 대개 걱정스런 표정으로 "아직 포기하긴 이르잖아. 기운을 내. 해보는 데까지 해 봐야지"라고 말한다.
　자연치유가 무슨 뜻인가? 이것저것 다 포기하고 운명에 맡긴다는 뜻인가? 절대 아니다.
　사람들은 자연치유라고 하면 공기 좋고 물 좋은 곳에 가서 지내는 것을 떠올리거나, 요행으로 낫기를 기대하는 것쯤으로 생각하는 경향이 있다. 자연치유는 그런 것이 아니다. 자연환경이 좋은 곳에 가서 살면 암이 안 생길까? 아니다. 공기 좋고 물 좋은 곳에서 살며 평생 산에서 난 천연음식만 먹고 산 사람들도 암에 걸려서 도움을 요청하러 오는 경우를 가끔 본다. 그 분들은 한결같이 자기가 왜 암에 걸렸는지 의아해한다. 그러나 그 분들과 같이 지내다 보면 얼마 지나지 않아서 이 분은 암에 걸릴 수밖에 없는 분이구나 하는 생각이 든다. 자기 자신은 모르지만!

　그렇다면 자연치유란 무엇을 의미할까? 자연치유에 대해 설명하기 전에 치료란 무슨 뜻인지 생각해보자.
　사람들은 종종 내게 "그럼 치료는 전혀 안 받는 겁니까?"라고 놀란

표정으로 묻곤 한다. 이때 말하는 치료는 무슨 의미일까? 일반적으로 우리는 치료라는 단어를 어떤 맥락에서 사용할까? 사람들은 치료란 병원과 의사, 제약회사와 약국의 소비자가 되는 것으로 이해하는 경향이 있다. 그것이 진정한 치료일까? 그것이 치료의 전부일까? 아니다. 치료란 내 몸이 정상 기능을 회복하도록 행하는 모든 노력이다. 잘 자는 것, 잘 씹는 것, 잘 먹는 것, 잘 싸는 것, 잘 웃는 것, 즐겁게 지내는 것, 열심히 운동하는 것, 잘 쉬는 것 이 모두가 치료행위다. 건강을 제대로 지키려면 치료에 대한 인식을 바꾸어야 한다. 그렇게 인식을 바꾸게 되면 건강을 회복하는 데 필요한 많은 치료행위들을 찾아 실천할 수 있게 된다.

자연치료란 내 몸속의 의사와 제약 공장이 가장 잘 가동되도록 돕는 모든 행위를 말한다. 내 몸 안에는 면역력 또는 자생력이라는 의사가 있고, 매일 엄청난 금액의 호르몬을 분비하는 제약 공장이 있다. 성서에서는 "내 사랑하는 형제들아 속지 말라. 온갖 좋은 은사와 온전한 선물이 다 위로부터 빛들의 아버지께로부터 내려오나니 그는 변함도 없으시고 회전하는 그림자도 없으시니라"(약1:16-17)라고 하신다. 병원의 소비자가 되는 것만이 치료가 아니다. 병원에 가서 비싸고 부작용 심한 치료를 받기 이전에 창조주께서 이미 내게 선물로 주신 내 몸속의 의사와 제약 공장을 잘 가동하는 법을 배워야 한다. 왜냐고? 완벽하고 부작용이 전혀 없는 치료는 빛들의 아버지이신 하나님에 의해 가능하기 때문이다.

17

내 몸속의 의사와 제약 공장을 강력하게 가동하는 방법은?

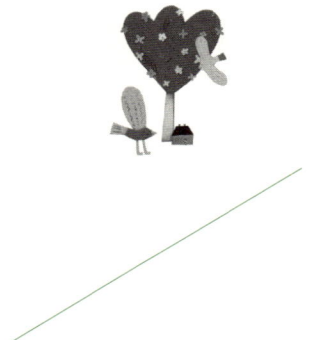

암 극복을 위한 로드맵

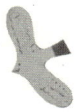

내 몸속의 의사와 제약 공장을 가동하는 방법과 원리는 다양하고 깊이 있게 설명할 수 있지만 여기에서는 가장 단순하고 원론적인 방법들을 기술한다.

면역력을 높여서 내 몸에 천연 항암제를 많이 생성시켜라

●● **좋은 음식을 바른 방법으로 섭취하라**

암환자가 되고 나면 가장 먼저 무엇을 먹고, 무엇을 먹지 말아야 할지, 어떤 일은 해도 되고, 어떤 일은 하지 말아야 할지가 궁금해진다. 사실 무엇을 먹는가도 중요하지만 그것보다는 어떻게 먹는가가 더 중요하며, 무슨 일을 하는가보다는 내가 그 일에 대해서 어떻게 느끼는가가 더 중요하다.

∷ 무엇을, 어떻게 먹을까

무엇을 먹어야 하나	• **골고루 먹어라** : 한 종류가 아니라 끼니마다 다양하게 먹어라. • **균형 있게 먹어라** : 균형 잡힌 영양분의 섭취를 위해 각종 비타민, 다량 혹은 소량의 미네랄, 아미노산, 필수지방산, 포화지방, 단백질, 올바른 형태의 효소를 포함시켜라. 정제되지 않은 식품으로 섭취하라. • **천연에 가깝게 먹어라** : 항암 식품 리스트만 좇지 말고 가능한 천연의 음식을 최소한으로 조리해서 먹어라
어떻게 먹어야 하나	• **즐기며 감사한 마음으로 천천히 충분히 씹는다** : 즐거운 마음으로 과식하지 않고 꼭꼭 씹어 먹는 것이 자연식보다 더 중요하다. • **지나친 식사 원칙에 자신을 옭매지 않는다.** • **영양의 균형이 잡힌 식사를 한다** : 채소 색깔(녹색·노랑·빨강 등)의 균형, 식품 부위(잎·줄기·뿌리·열매 등)의 균형 • **염분 섭취량을 줄인다.** • **자연에 가까운 상태로 먹어라** : 식품의 일부분보다는 전체를, 많이 도정한 것보다는 배아가 있는 것(현미 등)을, 많이 조리한 것보다는 익히지 않은 것 또는 가능한 적게 조리한 것을 먹어라.

●● 꾸준히 운동하라

암 극복의 성공 열쇠는 규칙적인 운동에 달려 있다.

암환자에게 있어서 가장 좋은 운동은 공기 좋은 곳에서 걷는 것이다. 그렇게 함으로써 저산소와 저체온을 한꺼번에 해결할 수 있다. 단, 최선을 다해 운동하지만 지나치지 않는 것이 좋다. 운동하기 이전보다 운동을 하고 나서 피곤함을 덜 느낄 정도가 적당하다.

암환자에게 좋은 운동으로는 발목펌프운동, 자율진동운동, 림프절 순환운동, 콩팥치기, 붕어운동, 모관운동, 합장합척운동, EFT 등이 있다.

● ● **건강한 정신 상태를 유지하라**

    스트레스가 암 발병의 주요 원인이다. 자율신경계나 내분비 기능의 실조가 발암 조건이 되는데, 이는 정신적 스트레스에서 기인한다. 스트레스를 관리하는 좋은 방법은 대화, 숙면, 상한 감정 치유, 용서 등이 있다.

    느낌과 감정을 정직하게 받아들이고 표현할 때 신속한 치유가 일어난다. 그러니 내면에 숨겨두고 표현하지 않은 느낌이나 감정을 표출해서 스트레스를 해소하라. 또 상대방을 용서하고 나를 용서하도록 노력하라. 용서는 상대방이 아니라 바로 나를 위해 하는 것임을 명심하라. 용서를 하지 않고 있다면 그에 따르는 비용을 매순간 본인이 부담하고 있다는 사실을 알아채고 빠른 시간 안에 용서할 것을 결단하라. 또 내면의 문제들을 솔직히 나눔으로써 존재의 관리비를 줄여나가도록 노력하라.

    암 치료의 과정이 무의미하다고 느끼면 고통이 가중될 수 있다. 암 극복의 과정은 인생의 겨울나기와 같다. 이를 통해서 삶이 업그레이드된다고 생산적으로 생각하라. 그리고 많이 웃으라. 웃을 일이 있어야 웃는 것이 아니라 웃을 때 웃을 일, 즉 신속한 치유가 일어난다는 믿음을 가져라. 웃음을 자연스러운 감정적 반응이 아니라 운동이라고 생각하라. 그래서 어떠한 감정적 상태에서도 웃을 수 있도록 노력해서 내 몸에서 강력한 천연 항암제가 생성되게 하라. 감사할 대상, 감사할 조건, 감사할 항목들을 일일이 찾아서 감사하라. 자신의 세력을 키우기 위해서 무한히 증식하는 이기적인 암세포를 이기는 가장 확실한 방법은 이타적인 삶을 사는 것이다. 언제 어느 때든 다른 사람들을 도우려고 노력하라. "저 암환자예요!"라고 항변하지 말고 "나는 단지 암종양을 가진 사람이다"라고 자신을 다독이면서 삶의 활력을 증대시켜가도록 노력하라.

●● 물리적인 면역요법을 활용하라

저체온 상태를 극복하기 위해서 몸에 열을 주입시키는 방법(주열기, 뜸 등), 발의 노폐물을 순환시킴으로써 면역력을 높이는 발반사요법, 침술, 냉온욕, 풍욕 등 다양한 요법을 활용하는 것도 도움이 된다.

●● 다양한 면역 증강제를 활용하라

시중에는 면역력을 증강시키는 다양한 약품, 식품보조제가 나와 있는데 필요하면 활용할 수 있다. 다만 비용이 비싸고, 판매자들의 말처럼 대단한 효과가 있는 경우는 드무니 꼼꼼히 알아보고 선택하라. 취사선택할 줄 아는 지혜와 올바른 정보·지식이 암환자에겐 꼭 필요하며, 조언을 구하면 기꺼이 주는 신뢰할 만한 곳들을 찾아보라.

면역력을 높이기 위해서는 백혈구의 전투력을 강화해야 하는데 그것은 바로 환자 자신의 정신 상태에 달려 있다. 내 경험으로는 이것이 암을 극복하고 극복하지 못하는 데 큰 영향을 끼친다.

체내 독소를 신속히 제거해 암종양이 증식할 환경을 없애라

● ● **수분을 적극적으로 섭취해서 체내 독소를 빨리 배출하라**

갈증을 느껴야 물을 마시는 습관을 버리고 규칙적으로 물을 마시도록 노력하라. 최소한 하루에 2리터 이상의 물을 마셔라. 단 식사 도중, 식전 30분, 식후 1시간 이내에는 가급적 물 마시는 것을 자제하라.

● ● **산소를 충분히 공급해서 호흡으로 독소를 배출하라**

암종양이 생기는 주된 원인은 바르지 못한 식사와 음료에 의해 세포에 산소 결핍증이 생기기 때문이다. 유산소운동을 하고 복식호흡과 심호흡을 자주 해서 독소를 배출하는 습관을 들여라.

탄산음료 등 시중에서 판매하는 음료수는 자제하고 좋은 물을 많이 마셔서 세포에 산소와 물이 풍부하게 하라.

● ● **기타**

필요하면 커피관장과 같은 인위적인 방법으로 독소를 제거하는 것도 도움이 된다.

18

암과 행복하게 동행하는 10가지 원칙

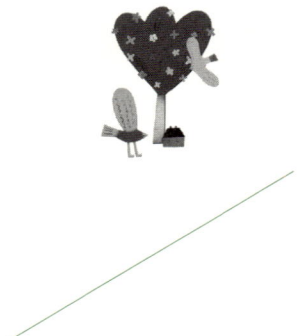

암 극복을 위한 로드맵

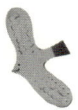

1. 암종양을 없애기 위해 혈안이 되지 말고 건강하고 행복하게 살기 위해 노력하라

잔인하게 들리겠지만, 암에서 나아도 언젠가는 죽음을 맞이한다. 죽지 않는 사람은 아무도 없다. 그러므로 암을 극복하는 것은 과정이지 목표가 될 수 없다. 목표는 건강하고 행복하게 사는 것이다. 그것을 위해서 육체 건강과 정신 건강을 추구하다 보면 암종양은 자연히 사라질 것이다.

2. 암환자임을 기억하라, 그리고 잊어버려라

암환자가 지켜야 할 중요한 원칙들을 지키기 위해서 자신이 암환자라는 사실을 기억해야만 한다. 그 외의 경우에는 자신이 암환자라는 사실을 잊어버리고 자유롭게 생활해야 면역력이 올라간다.

3. 엔도르핀이 도는 일은 하고, 아드레날린이 도는 일은 하지 마라

암환자가 되면 어떤 일은 하고 어떤 일은 하지 말아야 하는지를 고민하게 된다. 이때 가장 중요한 것은 자신에게 그 일이 어떤 반응을 불러일으키는가 하는 것이다. 내 경험상 스트레스가 되는 일은 피하고, 격려가 되는 일은 적당히 하는 것이 좋다.

4. 신중하라, 그러나 심각하지는 마라

목숨이 하나뿐이니 암을 극복하는 방법을 찾거나 실행할 때 모든 면에서 신중해야 한다. 그러나 신중함이 지나쳐 심각해지면 기쁨과 긍정적인 마음을 잃어버리게 된다. 심각해지는 것을 막으려면 어떻게 해야 할까? 유머감각을 유지하고 개발해야 한다. 병문안 오는 사람들에게 "다른 것은 필요 없으니 유머라는 선물을 가지고 오라"고 하라.

5. 주도적이 되고, 수동적이 되지 마라

암을 고치는 것은 의사도 아니고 약물도 아니고 묘방도 아니다. 바로 암을 만든 자기 자신이다. 의사, 약물, 도움이 된다는 처방 등에 지나치게 의존하면 수동적이 되어서 삶의 활력이 떨어진다. 그러니 암 극복의 주체가 되어 암에 대해 공부하고, 치료법의 효능과 부작용을 꼼꼼히 알아보자. 더불어 꾸준히 운동하고 좋은 음식을 제대로 섭취함으로써 몸 안에 있는 암세포를 다스려라.

6. 일희일비하지 마라

의사가 좀 좋아졌다고 하면 너무 기뻐하고, 조금 나빠졌다고 하면 의기소침해지는 것이 일반적인 암환자들의 반응이다. 그런 즉각적인 반응을 보이는 사람치고 살아남은 사람은 별로 없다. 당신이 암을 극복하는 삶을 성실하게 잘살고 있다면 기뻐하고, 그렇게 못 하고 해이하게 살았다면 슬퍼하라. 암세포를 다스리는 지도력은 진중한 권위와 견고한 항상성이 필수다. 좌절하지 말고 담담하게 치병생활을 해갈 때 암을 제대로 다스릴 수 있을 것이다.

7. 암이 치유되길 원하는 마감 시한을 설정하지 마라

언제까지는 꼭 나아서 건강을 회복해야지 하는 생각을 갖기 쉽다. 그러나 그것은 내가 정할 수 있는 사안이 아니라 다만 희망사항일 뿐이다. 시간을 정해놓고 자신을 닦달하지 말고 암을 통해서 삶을 업그레이드하는 데 초점을 맞춰라. 암과 동행하는 시간이 그 어느 때보다 풍성하고 생산적이 되게 하라. 그렇게 하면 시간과의 싸움에서 결코 초조해하지 않고 느긋하게 즐기며 생활할 수 있을 것이다.

8. 효과와 효율, 옳고 그름의 관점이 아니라 사랑의 관점에서 생각하고 행동하라

어떤 일이든 효과와 효율, 옳고 그름의 관점에서 따지기 시작하면 스트레스가 급격히 증가한다. 사람들이 인생의 마지막에서 가장 많이 후회하는 것은 '사랑하지 못한 것'이다. 그러므로 사랑의 관점으로 상황과 현실을 판단하려고 노력하라. 그러면 마음에 여유가 생기고 평강과 감사와 기쁨이 있게 된다. "나는 모든 이기적인 목표를 거부하고 궁극적인 목표인 사랑을 선택한다"라고 자신에게 매번 말하라.

9. 언제든지 어느 상황이든지 다른 사람을 도우려고 노력하라

암환자가 되면 위축되고, 그래서 자기중심적이 되기 쉽다. 그러나 암에서 살아남으려면 이기적이 되려는 마음을 내려놓고, 나의 처지와 형편 속에서 다른 사람을 도울 것이 무엇이 있는지 늘 찾아내서 실천하려고 노력하라. 그렇게 하다 보면 마음도 즐거워지고, 자기 자신에 대해 존중하는 마음이 커지고, 자신을 더 사랑하게 될 것이다. 그것이 암을 극복하는 면역력 증강이라는 축복으로 돌아올 것이다.

10. 건강에 도움이 되는 것들을 최선을 다해서 하라. 그러나 그것의 노예가 되지는 마라

 내가 통제할 수 있는 상황에서 적극적으로 좋은 음식, 좋은 것을 선택하려고 노력하는 건 당연하다. 하지만 그렇게 하지 못할 상황에서 안달하거나 불안해하지 말고 상황을 즐기라. 그런 자유로움을 가질 때 암과 동행하는 삶의 여유를 가질 수 있다.

19

당신의 암을
낭비하지 마라

Don't Waste
Your Cancer.

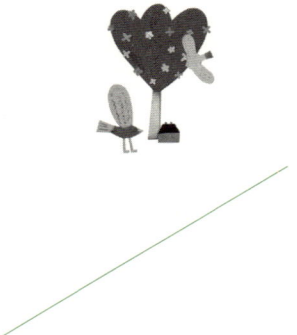

암 극복을 위한 로드맵

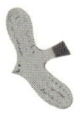

이 글은 전립선암을 진단받은 크리스천상담과 교육재단의 데이비드 폴리슨(David Powlison)이 존 파이퍼(John Piper) 박사의 「10가지」라는 글을 패러디해서 쓴 것으로 내가 암 진단을 받고 나서 암에 대한 생각을 정리하는 데 큰 도움을 준 글이다. 비록 크리스천을 위해 패러디한 글이지만, 당신의 신념에 맞게 응용하길 바란다.

출처: http://www.desiringgod.org/library/fresh_words/2006/021506.html

전립선암 수술 전날 밤, 이 글을 쓴다. 나는 기적과 약물치료를 통해서 치유하시는 하나님의 능력을 믿는다. 나는 이 두 종류의 치유를 위해 기도하는 것이 정당하고 좋은 것이라고 믿는다. 하나님에 의해 암이 치유될 때 암이 낭비되지 않는다. 암이 존재하는 이유는 하나님께서 영광을 얻으시기 위함이다. 그렇기 때문에 치유를 위해서 기도하지 않는 것은 암을 낭비하는 것이다. 그러나 치유는 모든 사람을 위한 하나님의 계획은 아니다. 당신의 암을 낭비하는 많은 방법들이 있다. 나는 우리가 암의 고통을 낭비하지 않도록 나 자신과 당신을 위해 기도한다.

1. 하나님께서 당신을 위해 암을 디자인하셨다고 믿지 않는다면 당신은 당신의 암을 낭비하는 것이다

하나님께서 당신의 암을 사용만 하시고 암을 디자인하시지 않았다고 말할 수는 없다. 하나님께서 허락하셨다면 이유도 허락하신 것이다. 그 이유가 바로 하나님의 디자인이다. 하나님께서 세포가 분열해서 암이 되는 것을 예견하셨다면 그것을 멈추게 하실 수도 있고, 그렇게 하시지 않을 수도 있다. 하나님께서 그렇게 하시지 않았다면 하나님께서 목적을 가지고 계신 것이다. 하나님은 무한히 지혜로우시므로 이 목적을 디자인이라고 부르는 것은 정당하다. 사단은 실제로 존재하고 많은 쾌락과 고통을 불러일으킨다. 그러나 그는 궁극적인 존재가 아니다. 그래서 사단이 욥을 쳐서 종기가 돋게 했을 때(욥2:7) 욥은 그것이 궁극적으로 하나님께로부터 왔다고 했다(욥2:10). 그리고 성령의 감동을 받은 성경 기자가 그것에 대해서 동의를 했다. "이에 그의 모든 형제와 자매와 이전에 알던 이들이 다 와서 (중략) 여호와께서 그에게 내리신 모든 재앙에 관하여 그를 위하여 슬퍼하며 위로하고"(욥 42:11). 만약 당신이 당신의 암이 당신을 위한 하나님의 디자인이라고 믿지 않는다면, 당신은 암을 낭비하는 것이다.

하나님께서 디자인하는 손길을 인정하는 것이 당신을 금욕주의자가 되게 하거나 정직하지 않게 만들거나 혹은 인위적으로 당신의 감정을 조작하게 만드는 것은 아니다. 그 대신 하나님의 디자인의 실제가 유일하고 참되신 구세주께 정직하게 부르짖게 만드는 통로가 된다. 하나님의 디자인이 우리로 하여금 침묵하고 단념하게 만드는 것이 아니라 우리를 정직한 간구로 초대한다. 히스기야왕과 하박국 선지자의 정직한 간구들(사38장, 하박국3장)을 생각해보라. 이 사람들은 철저하게 신실하고 정직했다. 왜냐하면 하나님은 하나님이시고, 그들은 소망을 하나님 안에 두었기 때문이다. 시편 28편은 우리에게 하나님을 향한 열정적이고 직접적인 기도를 가르쳐준다. 하나님은 반드시 당신의 기도를 들으시고 당신의 상황 가운데서 지속적으로 역사하실 것이다. 이러한 부르짖음은 하나님의 도우심을 향한 당신의 깨달음으로부터 나온다(시편 28:1-2). 하나님께 당신의 특별한 어려움들을 열거해보라.

2. 암이 저주이고 선물이 아니라고 믿는다면 당신은 당신의 암을 낭비하는 것이다

"그리스도 예수 안에 있는 자에게는 정죄함이 없다."(롬8:1) "그리스도께서 우리를 위하여 저주를 받은 바 되사 율법의 저주에서 우리를 속량하셨다"(갈3:13)

"야곱을 해할 점술이 없고 이스라엘을 해할 복술이 없도다"(민23:23)

"여호와 하나님은 해요 방패이시라 여호와께서 은혜와 영화를 주시며 정직하게 행하는 자에게 좋은 것을 아끼지 아니하실 것임이니이다."(시편84:11)

축복은 하나님께서 우리를 위해, 우리와 함께, 우리를 통해서 행하시는 것에서 온다. 하나님께서 저주의 상황을 덮으시며 위로부터 그의 위대하고 자비로운 구속을 행하신다. 당신의 암 자체는 우리 각자에게 임하는 모든 종류의 위협, 상실감, 고통, 불완전함, 실망, 죄악 등과 같은 죽음의 수많은 그림자 중 하나일 뿐이다. 그러나 우리 하늘 아버지께서 그의 사랑하시는 자녀들에게 많은 고통스러운 손실들을 통해 그를 더욱 순전하게 알고 사랑하도록 가르치신다. 죄악의 뿌리를 경험케 함으로서 우리의 믿음이 더욱 깊고 실제적이 되게 하시며, 하나님의 사랑을 향해 나아가게 하고 지혜롭게 행하도록 하신다.

3. 하나님이 아니라 당신이 치유될 가능성으로부터 위안을 얻기 원한다면 당신은 당신의 암을 낭비하는 것이다

당신의 암에 대한 하나님의 디자인이 당신을 이성적이고, 생존에 대한 확률 계산방식으로 당신을 훈련시키지는 않는다. 세상은 그들이 기대하는 가능성으로부터 위안을 얻지만 그리스도인은 그렇지 않다. 어떤 사람들은 전차(생존 확률)의 수를 세고, 어떤 사람은 말의 수를 헤아리지만(치료의 부작용) 우리는 주님의 이름을 의지한다(시편20:7).

4. 암으로 인해 죽음에 대해 생각해보길 거부한다면 당신은 당신의 암을 낭비하는 것이다

예수님께서 다시 오시는 것이 미루어진다면 우리는 모두 죽을 것이다. 이 세상을 떠나서 하나님을 만난다는 생각을 하는 것은 어리석은 것이 아니다. 전도서에서는 "초상집에 가는 것이 잔칫집에 가는 것보다 나으니 모든 사람의 끝이 이와 같이 됨이라 산 자는 이것을 그의 마음에 둘지어다(전7:2)"라고 했다. 당신이 죽음을 생각하지 않는다면 어떻게 죽음을 마음에 두겠는가? 시편 90:12절은 "우리에게 우리 날 계수함을 가르치사 지혜로운 마음을 얻게 하소서"라고 하고 있다. 당신의 날수를 계산한다는 것은 얼마나 적은 날이 남아 있으며 그것이 곧 끝날 것임을 생각하는 것을 의미한다. 당신이 이것을 생각하길 거부한다면 어떻게 지혜의 마음을 얻겠는가? 당신이 죽음에 대해 생각해보지 않는다면 얼마나 낭비인가!

사도 바울은 성령님이 영생의 확실함에 대한 보이지 않는 내적 보증이라고 했다. 우리로 하여금 믿음으로 주님께서 하나님과 그리스도의 임재 가운데서 영원한 생명의 생생하고 달콤한 실제를 맛보게 하셨다. 우리도 또한 암이란 인간의 유한성을 상기시키는 나쁜 맛을 보여주는 피할 수 없는 죽음의 첫 할부금이라고 말할 수 있다. 암이란 우리가 반드시 직면해야 할 마지막 원수의 큰 무엇을 가리키는 것이라고 할 수 있다. 그러나 그리스도께서 이 마지막 원수를 물리치셨다. 고전 15장은 사망이 생명에 삼킨 바 되었다고 했다. 암이란 원수가 자주 사용하는 통제를 벗어난 것들 중의 하나에 불과하다. 당신이 부활의 자녀라면 암은 최종적인 권세가 아니며 당신은 그것을 확인할 수 있을 것이다.

5. 암과 투병하는 것이 그리스도를 소중히 여기는 것이라기보다 살아남기 위한 것이라고 생각한다면 당신은 당신의 암을 낭비하는 것이다

당신의 암에 대한 사단의 디자인과 하나님의 디자인은 다르다. 사단은 그리스도에 대한 당신의 사랑을 파괴하도록 암을 디자인한다. 하나님은 그리스도에 대한 당신의 사랑을 깊게 하도록 암을 디자인하신다. 설혹 당신이 암으로 죽는다고 해도 암이 이긴 것이 아니다. 당신이 그리스도를 소중히 여기는 것에 실패한다면 암이 이긴 것이 된다. 하나님의 디자인은 당신으로 하여금 세상에서 젖을 떼고 그리스도의 풍성하심 안에서 크게 즐거워하게 하는 것이다. 그것은 "내 주 예수 그리스도를 아는 놀라운 가치로 인해서 세상의 모든 것을 배설물로 여긴다"(빌3:8)라고 말하고 느끼도록 당신을 돕는 것을 의미한다. 그리고 "사는 것이 그리스도니 죽은 것도 유익하다"는 것을 알게 하신다.(빌 1:21).

 그리스도를 소중히 여기는 것은 긴박한 필요와 완벽한 기쁨이라는 믿음의 두 가지 핵심활동으로 표현된다. 많은 시편들이 실제적인 문제들, 실제적인 죄악들, 실제적인 고난들, 실제적인 고통들로부터 구해달라고 단조의 음색으로 주님께 도움을 구함으로 우리 구세주를 소중하게 여기는 것들이다. 또 다른 많은 시편들이 주님 안에서 기뻐하고, 그를 사랑하고, 그가 우리에게 주신 모든 은택으로 인해서 감사하고 그의 구원이 이 세상에서 가장 가치 있는 것이라고 즐거워함으로 장조의 음색으로 노래함으로 그를 소중히 여기고 있다. 많은 시편들이 한 음색에서 시작해서 다른 음색으로 끝이 난다. 그리스도를 소중히 여기는 것은 단색이 아니다. 당신은 주님과 함께 인간 경험의 총체적 스펙트럼을 산다. 암과 동행하는 것은 당신의 하늘 아버지가 얼마나 자신의 사랑하는 자녀를 긍휼히 여기는지를 알아가며 사는 것이다. 왜냐하면 그는 우리의 체질을 아시고 우리가 티끌에 불과하다는 것을 아시기 때문이다. 예수 그리스도는 길이요 진리요 생명이다. 산다는 것은 주님을 아는 것인데, 그를 안다는 것은 그를 사랑하는 것이다.

6. 당신이 하나님께 대해서 공부하는 것보다 암에 관해 더 많은 시간을 들여서 공부한다면 당신은 당신의 암을 낭비하는 것이다

암에 대해서 알아가는 것은 나쁜 것이 아니다. 무지는 미덕이 아니기 때문이다. 그러나 암에 대해서 더 많이 알아가도록 유혹을 받고, 하나님께 대해 더욱 알아가는 열정이 식어간다는 것은 불신의 표징이다. 암은 우리에게 하나님의 실재를 일깨우는 것을 의미한다. 암은 "그러므로 우리가 여호와를 알자 힘써 여호와를 알자"(호6:3)라는 명령에 마음과 힘을 두는 것을 의미한다. 암은 "오직 자기의 하나님을 아는 백성은 강하여 용맹을 떨치리라"(단11:32)는 다니엘의 진리를 우리에게 일깨우는 것이다. 암은 우리로부터 흔들리지 않고 멸하지 않는 상수리나무를 만드는 것을 의미한다. "오직 여호와의 율법을 즐거워하여 그의 율법을 주야로 묵상하는도다. 그는 시냇가에 심은 나무가 철을 따라 열매를 맺으며 그 잎사귀가 마르지 아니함 같으니 그가 하는 모든 일이 다 형통하리로다"(시편1:2-3). 우리가 밤낮없이 암에 대해서 읽고 공부하면서 하나님에 대해서는 그렇게 하지 않는다면 얼마나 암을 낭비하는 것인가!

당신이 독서하는 것이나 당신이 다른 사람들과 대화하는 것이나 다 마찬가지이다. 다른 사람들이 종종 당신의 건강에 대해서 물어옴으로써 관심과 돌봄을 표현할 것이다. 그건 좋은 일이다. 그러나 대화가 쉽게 거기에 머물게 된다. 그들에게 당신의 연약함을 소상하게 말하고 그들의 기도와 상담을 구하라. 그 후에 하나님이 얼마나 큰 자비하심으로 당신을 신실하게 지켜주고 계신지를 그들에게 말함으로 대화의 방향을 바꿔라.

7. 하나님과의 놀라운 사랑의 관계를 깊게 하는 대신에 당신을 쓸쓸함으로 몰아간다면 당신은 당신의 암을 낭비하는 것이다

에바브로디도가 빌립보교회의 선물을 바울에게 가져왔을 때 그는 병들었고 거의 죽어가고 있다. 바울은 빌립보교회에게 "그가 너희 무리를 간절히 사모하고 자기가 병든 것을 너희가 들은 줄을 알고 심히 근심한지라"(빌2:26)라고 말하고 있다. 얼마나 놀라운 반응인가! 에바브로디도가 병이 들어서 빌립보인들이 근심했다고 말하는 것이 아니다. 에바브로디도가 병들었다는 것을 빌립보인들이 들었다는 것 때문에 에바브로디도 본인이 근심하고 있다는 것이다. 그것이 바로 하나님께서 암을 통해서 초점을 맞추는 핵심이다. 사람들에 대한 깊고, 자상한 돌봄의 마음! 당신 안으로 빠져듦므로 당신의 암을 낭비하지 말라.

우리 문화는 죽음을 직면하는 것을 두려워한다. 약물에 사로잡혀 산다. 젊음과 건강과 정력을 우상화한다. 그래서 약함과 불완전함의 어떤 징후도 감추려고 한다. 당신은 당신이 지닌 연약함을 가지고 솔직하고, 믿음직스럽고, 사랑스럽게 살아감으로 다른 사람들에게 놀라운 축복을 베풀 수 있다. 역설적으로, 당신이 상처 받고 약할 때 다른 사람들을 실제적으로 강하게 만드는 관계로 발전해가도록 하라. '더불어 함께'는 관대하게 주고, 기쁘게 받는 양방향의 길이다. 당신의 필요로 인해 다른 사람이 당신을 사랑할 수 있는 기회를 준다. 사랑이 항상 당신을 향한 하나님의 지고지순한 목적이다. 그러므로 당신은 당신이 가장 약할 때조차도 다른 사람들에 대한 관심을 표현할 수 있는 작지만 소중한 방법을 찾을 때 주님의 놀랍고 가장 즐거운 교훈을 배우게 될 것이다. 생명을 위협하는 연약함이 놀라운 자유함을 드러낼 수 있다. 하나님과 다른 사람에 의해 사랑을 받으며, 하나님과 다른 사람들을 사랑하는 것 이외에 당신이 해야 할 아무런 일도 남아있지 않다.

8. 당신이 소망이 없는 사람처럼 슬퍼한다면 당신은 당신의 암을 낭비하는 것이다

"형제들아 자는 자들에 관하여는 너희가 알지 못함을 우리가 원하지 아니하노니 이는 소망 없는 다른 이와 같이 슬퍼하지 않게 하려 함이라"(살전4:13).

바울은 이 구절을 자신이 사랑했던 사람을 떠나보낸 사람들과 관련해서 사용했다.

죽음에는 진한 슬픔이 있다. 심지어 그리스도인이 죽어도 육체의 소실, 사랑했던 사람의 상실, 지상사역의 손실과 같은 것들이 있다. 그러나 그 슬픔은 종류가 다르다. 소망이 충만한 것이다.

"우리가 담대하여 원하는 바는 차라리 몸을 떠나 주와 함께 있는 그것이라"(고후5:8).

이 소망이 없는 자처럼 슬퍼함으로 당신의 암을 낭비하지 말라.

이 세상에 대해 다른 종류의 슬픔을 보여라. 바울은 그의 친구 에바브로디도가 죽는다면 슬픔 위에 슬픔이 있을 것이라고 말했다. 그는 그의 친구의 병으로 인해서 슬퍼하고, 그의 친구가 지고 있는 고통스러운 질병의 무게를 함께 느끼고 있었다. 그러나 사랑스럽고 정직하며 하나님 중심으로 슬퍼하는 것은 항상 기뻐하고, 모든 지각에 뛰어난 평강에 대해 진지한 관심을 보이는 것과 함께 공존한다. 도대체 어떻게 가슴 저미는 슬픔이 사랑과 기쁨과 평강과 생의 목적에 대한 파괴할 수 없는 분별력과 함께할 수 있단 말인가?

믿음의 내적인 논리 안에 이것이 완벽하게 이해된다. 사실 우리가 소망을 가졌기 때문에 우리는 슬픔 위에 슬픔과 같은 인생의 고통을 더 예민하게 느끼게 된다. 마찬가지로 소망이 없는 근심은 부인이나 회피나 분주함을 종종 선택하게 만드는데, 마음에 괴로움이 없이는 실제를 직면할 수 없기 때문이다. 그리스도 안에서 당신은 위험한 것이 무엇인지 알고, 이 타락한 세상의 죄악에 대해 예민하게 느낀다. 고통과 죽음을 은혜로 받는 것은 아니다. 당신은 선한 것을 사랑하고 악한 것을 미워한다. 결국 당신은 슬픔과 고통을 당한 '그 사람'의 형상을 따르게 된다. 예수는 "그 앞에 있는 즐거움을 위하여" 기꺼이 자신의 십자가를 선택하셨다. 그는 실현될 소망 가운데 살고 죽으셨다. 그의 고통은 부인하거나 명상을 함으로 마비된 것도 아니며, 절망과 공포로 인해서 오염되지도 않으셨고, 환경이 바뀔 수도 있다는 막연한 희망 때문에 왜곡되지도 않았다. 예수님의 마지막 약속은 슬픔 가운데서 흔들림 없이 소망이 주는 기쁨으로 넘쳤다. "내 기쁨이 너희 안에 있어 너희 기쁨이 온전하게 될 것이다. 너희의 슬픔이 변하여 기쁨이 될 것이다. 누구도 너희의 기쁨을 빼앗아가지 못할 것이다. 구하라. 그리하면 받으리니 너희 기쁨이 넘칠 것이다. 이 세상에서 내가 이것을 말하는 것은 너희로 기쁨이 충만케하려 함이다"(요15-17장).

9. 이전처럼 죄를 대수롭지 않게 다룬다면 당신은 당신의 암을 낭비하는 것이다

당신이 암에 걸리고 나서도 암에 걸리기 이전과 마찬가지로 당신 주변의 죄악들이 매력적으로 느껴진다면 당신은 암을 낭비하는 것이다. 암은 죄의 욕구를 없애기 위해서 디자인된 것이다. 자만심, 탐욕, 욕망, 증오, 용서하지 못함, 성급함, 게으름, 지체, 이 모든 것들이 암을 통해 공격해야 할 적들이다. 암을 공략할 생각만 하지 마라. 암과 함께 싸울 생각을 하라. 이 모든 것이 암보다 더 흉악한 적이다. 이러한 적을 제압하기 위해 암의 능력을 낭비하지 말고 사용하라. 영원을 향한 임재 가운데 죄악의 시간들을 있는 그대로 무가치하게 보도록 하자.

"사람이 만일 온 천하를 얻고도 자기를 잃든지 빼앗기든지 하면 무엇이 유익하리요"(눅9:25).

고난은 당신으로 하여금 죄를 단념하게 하고 믿음을 실제적으로 강화시켜준다. 당신이 하나님을 덜 의뢰한다면 고난이 죄를 증폭시킬 것이다. 당신이 더 쓰라리고, 절망적이 되고, 중독에 빠지고, 두렵고, 격노하고, 회피적이 되고, 감상적이 되고, 하나님이 없는 것처럼 산다면 어떻게 생명으로 나아갈 수 있겠는가? 당신이 태연한 것처럼 가장할 수 있겠는가? 당신의 방식대로 죽음과 타협하겠는가? 아니면 당신이 하나님의 것이라면 그리스도의 손 아래서 고통이 천천히, 때로는 급하게 당신을 바꾸도록 할 것인가? 주님의 방식대로 당신의 생명과 죽음을 다루도록 하라. 그는 당신을 섬세하고 정결하여 허무한 것으로부터 당신을 깨끗케 해주실 것이다. 주님께서 당신으로 하여금 주님을 필요로 하고, 주님을 사랑하도록 만들 것이다. 그가 당신의 우선순위를 재정립할 것이다. 그래서 더 자주 중요한 것을 먼저 처리하게 만들어줄 것이다. 주님께서 당신과 동행할 것이다. 물론 당신은 때때로 조급함이나 지나치게 깊이 생각하는 것, 현실도피나 두려움에 사로 잡혀 실패할 때도 있을 것이다. 그러나 주님께서 당신이 비틀거릴 때마다 당신을 붙들어주실 것이다. 당신 내면의 적, 육신의 암보다도 천만 배나 더 위험한 윤리적 암은 무엇인가? 당신은 당신의 구세주를 찾고 발견함으로 죽어갈 것인가?

"여호와여 나의 죄악이 크오니 주의 이름으로 말미암아 사하소서 여호와를 경외하는 자 누구냐 그가 택할 길을 그에게 가르치시리로다"(시25:11-12).

10. 진리와 그리스도의 영광을 증거하는 수단으로 암을 사용하지 못한다면 당신은 당신의 암을 낭비하는 것이다

그리스도인은 하나님으로부터 온 사건 사고로 인해 어떻게 될 수 있는 존재가 아니다. 우리가 활동하는 곳과 우리가 얽매이는 데는 이유가 있다. 예수께서 고통스럽고 계획되지 않은 환경에 대해서 말씀하신 것을 생각해보라. "이 모든 일 전에 내 이름으로 말미암아 너희에게 손을 대어 박해하며 회당과 옥에 넘겨주며 임금들과 집권자들 앞에 끌어가려니와 이 일이 도리어 너희에게 증거가 되리라"(눅21:12-13).

암도 마찬가지이다. 암이 증거하는 기회가 될 것이다. 그리스도는 무한히 존귀하신 분이시다. 암은 그리스도가 생명보다 더 귀하다는 것을 보여줄 절호의 기회이다. 그것을 낭비하지 마라.

예수님은 당신의 생명이시다. 모든 무릎이 그 앞에 꿇을 분이시다. 그는 단번에 죽음을 멸하신 분이시다. 그는 시작하신 것을 끝맺으실 것이다. 당신은 주님 안에, 주님에 의해, 주님을 통해, 주님을 위해 사는 것처럼 당신의 빛을 비추도록 하라. 교회의 옛날 찬송가 중 하나가 이것을 노래하고 있다.

"나와 함께 계신 그리스도, 내 안에 계신 그리스도, 내 뒤에 계신 그리스도, 내 앞에 계신 그리스도, 내 옆에 계신 그리스도, 나를 구하신 그리스도, 나를 위로하시고 회복시키시는 그리스도, 내 밑에 계신 그리스도, 내 위에 계신 그리스도, 고요한 중에 계신 그리스도, 곤란 중에도 함께 계신 그리스도, 나를 사랑하는 모든 사람의 마음속에 계시는 그리스도, 친구와 낯선 사람의 입 안에도 계신 그리스도"

'나는 내 자신을 그 이름에 묶네'로부터

암을 가진 상황 속에서도 당신은 진리와 그리스도의 영광을 증거하고, 당신과 함께 걷고, 당신 옆에서, 당신을 사랑해줄 형제자매들이 필요할 것이다. 그리고 당신도 그들과 다른 사람들에게 똑같이 그렇게 해줄 수 있을 것이다. 그리스도의 사랑으로 사랑하는 마음을 가질 때 입술에는 친구들과 낯선 사람들에게 전하는 소망으로 가득 찰 것이다. 당신이 홀로 버려지지 않았다는 것을 기억하라. 당신은 당신이 필요로 하는 도움을 반드시 얻을 것이다.

"나의 하나님이 그리스도 예수 안에서 영광 가운데 그 풍성한 대로 너희 모든 쓸 것을 채우시리라"(빌4:19)

나가면서
암환자로 지낸다는 것

　　암환자가 되었다는 것은 인생을 계절의 순환으로 비유한다면 바로 겨울을 나는 것과도 같다. 암환자라는 인생의 겨울을 맞이하여 대담하게 그 두려움 속으로 들어서기 전까지는 그 두려움이 우리를 지배한다. 하지만 암이라는 현실을 수용하고, 암을 통해 삶을 업그레이드하며, 내 몸 안에 있는 면역력을 강화하고, 암 극복 과정을 위해 참된 대상을 신뢰하는 것과 같은 따뜻한 방한 차림으로 무장하고 그 속으로 똑바로 걸어 들어가면 동상에 걸리지 않은 채 암이라는 겨울이 전해 주는 귀중한 교훈을 배우고 풍성한 생명을 누릴 수 있다. 그러고 나면 우리는 계절의 순환이 참되고 더 온전한 생명을 주는 것임을 발견하게 될 것이다. 그것이 말기암과 같은 혹독한 겨울이라 할지라도!

암 극복에 도움이 되는 추천도서

『거슨요법』 샬럿 거슨 외 1인, 치유와 창조
암을 극복하려면 얼마나 철저하게 자기를 관리해야 하는지를 보여준다.

『자연치유력』 티모시 브랜틀리, 전나무숲
자연치유란 무엇인지, 건강한 삶을 위해 무엇을 어떻게 먹어야 하는지,
질병과 중금속 중독의 연관성, 중금속을 비롯한 독소를 해독하는 방법 등을 알 수 있다.

『누우면 죽고 걸으면 산다』 김영길, 사람과사람
운동과 산소 공급의 중요성을 알 수 있다.

『면역혁명』 아보 도오루, 부광
면역력 강화를 통해 질병을 치료하는 원리와 방법을 알 수 있다.

『생활 속 면역강화법』 아보 도오루, 전나무숲
면역 강화의 원리와 생활을 일러스트를 곁들여 설명하고 있어 누구나 쉽게 이해하고
일상에서 실천할 수 있다.

『삶이 내게 말을 걸어올 때』 파커 J. 파머, 한문화
어려운 상황을 어떻게 내면으로 소화시킬 수 있는지 보여준다.

『암에게 절대 기죽지 마라』 고창순, 동아일보사
잘 알려진 의사가 쓴 암 극복기로서 현대의학을 활용하면서 부가적으로 노력해야 하는
점들을 살펴볼 수 있다.

『울어야 삽니다』 이병욱, 중앙M&B
감정과 치유의 관련성, 특히 울음의 효과를 알 수 있다.

『인생수업』 엘리자베스 퀴블러 로스 외 1인, 이레
죽음에 직면해 삶을 잘 정리하는 지혜를 배울 수 있다.

『폴 투르니에의 치유』 폴 투르니에, CUP
질병과 치유와 관련한 인간의 다면적인 모습을 볼 수 있다.

『항암』 다비드 세르방슈레베르, 문학세계사
전형적인 서양 의사가 암 투병을 하면서 느끼는 생각의 변화를 볼 수 있다.

'암환자의 친구들' 안내

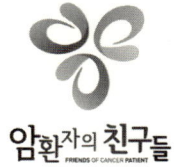

    중풍에 걸려 전혀 움직일 수 없는 사람을 치료받게 하기 위해 사람들이 그 중풍병자를 침대째 매고 왔다. 그들은 예수님을 만나려고 했지만 사람들이 너무 많아서 도저히 만날 수 없자, 예수님이 계시는 집의 지붕을 뚫고 중풍병자를 침대째 달아 내려서 치료받게 했던 아름다운 이야기가 성서에 나온다.

    암환자들이 암을 극복해가는 과정에도 다양한 장애들이 있다. 의료 기술의 문제, 물리적 환경의 문제, 경제적 어려움의 문제, 암 극복 이후에 직면해야 할 현실에 대한 심리적 불안감 등 이런 상황에 놓인 암환자들이 암을 효과적으로 극복해가는 것을 돕기 위해 만든 모임이 '암환자의 친구들'이다.

    '암환자의 친구들'은 현재 매달 무료 암 세미나를 서울에서 개최하고 있으며, 매달 10일간의 암 극복 캠프를 진행하고 있다. 그리고 암환자들이 암을 극복하는 데 필요한 좋은 물품들을 선별해서 저렴하게 구입할 수 있도록 도움을 주고 있다. 또 암을 근본적으로 극복할 수 있는 생명과 치유의 대안 공동체 '아둘람'을 만들어가는 중이다.

    더 자세한 사항은 http://cafe.naver.com/cancerfriends를 방문하거나 02-888-1900(팔팔한 천국)으로 문의하라.

암이래, 어떡하지?

개정판 1쇄 인쇄 | 2016년 12월 12일
개정판 1쇄 발행 | 2016년 12월 19일

지은이 | 신갈렙
펴낸이 | 강효림

편집 | 곽도경
디자인 | 채지연
마케팅 | 김용우

종이 | 화인페이퍼
인쇄 | 한영문화사

펴낸곳 | 도서출판 전나무숲 檜林
출판등록 | 1994년 7월 15일·제10-1008호
주소 | 03961 서울시 마포구 방울내로 75, 2층
전화 | 02-322-7128
팩스 | 02-325-0944
홈페이지 | www.firforest.co.kr
이메일 | forest@firforest.co.kr

ISBN | 978-89-97484-87-4 (13510)

이 책에 실린 글과 사진의 무단 전재와 무단 복제를 금합니다.
이 책은 《암이란 진단을 받으면 어떻게 해야 하나》 개정판입니다.
※ 잘못된 책은 구입하신 서점에서 바꿔드립니다.

인간의 건강한 삶과 문화를 한권의 책에 담는다

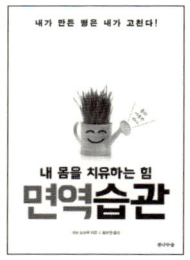

내 몸을 치유하는 힘 면역습관

내가 만든 병은 내가 고친다. 환자가 변해야 병이 낫는다! 약이나 치료에 대한 잘못된 상식을 버려라. 세계 최고의 면역학자 아보 도오루가 전하는 면역 강화 지침서. 생활습관병은 물론 암, 고혈압, 아토피 등의 병도 자율신경 즉 교감신경과 부교감신경의 조화를 유지하고 면역력을 높여주면 병원이나 약에 의존하지 않고 얼마든지 치료할 수 있다는 점을 밝히고 있다.

아보 도오루 지음 | 황소연 옮김 | 256쪽 | 값 13,000원

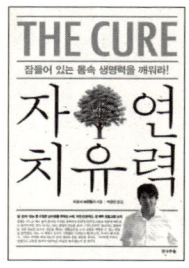

잠들어 있는 몸속 생명력을 깨워라! 자연치유력

미국의 권위 있는 자연의학자이며 유명인의 주치의인 브랜틀리 박사의 자연치유 실천 가이드북으로 대체 무엇을 어떻게 먹어야 하는가에 대한 해답을 제시한다. 자연식을 먹고 식습관을 바꿔 암, 천식, 당뇨병 등을 치료한 실제 임상 사례를 담았다. '먹을거리와 식습관' 등 단순하지만 강력한 치유의 해결책을 제시한다.

티모시 브랜틀리 지음 | 박경민 옮김 | 336쪽 | 값 15,000원

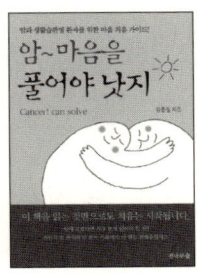

암~ 마음을 풀어야 낫지

암 발생의 가장 큰 원인 중의 하나는 바로 스트레스다. 따라서 스트레스로 고통받는 마음을 풀어야 꼬인 유전자가 풀리고 서서히 건강한 세포가 살아나기 마련이다. 저자는 암을 치료하는 데 있어서 심리치료와 영성치료의 중요성을 강조하고 전반적인 심신의학의 치료법은 물론이고 명상을 통해 마음을 치료하는 법도 제시하고 있다.

김종성 지음 | 288쪽 | 값 13,000원

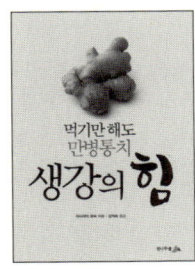

먹기만 해도 만병통치 생강의 힘

현대에는 몸이 차가운 사람이 급증하고 있다. 가장 대표적인 증상이 두통, 어깨결림, 비만, 알레르기, 우울증 등이다. 이러한 증상들은 몸을 덥힘으로써 해소할 수 있는데, 가장 효과적인 것이 바로 생강이다. 생강의 유효 성분과 효능, 생강을 이용한 음식 레시피, 생강 덕분에 건강을 회복한 사람들의 체험담이 가득 실려 있다.

이시하라 유미 지음 | 성백희 옮김 | 192쪽 | 값 12,000원

인간의 건강한 삶과 문화를 한권의 책에 담는다

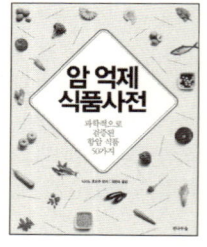

암 억제 식품사전

암 예방! 평소 즐겨 먹던 식품 속에 답이 있다. 항암효과에 대한 연구 중에서 최신의 연구 성과를 모아 알기 쉽게 정리한 식품사전. 호박, 양파, 감자, 버섯, 된장 등 일상에서 쉽게 접할 수 있는 50가지 식품들이 암으로부터 우리를 지켜줄 것이라는 것이 이 책이 전하는 핵심 메시지. 특히 식품을 생활속에서 자연스럽게 섭취할 수 있는 요리법도 소개한다.

니시노 호요쿠 편저 | 최현숙 옮김 | 324쪽 | 값 18,000원

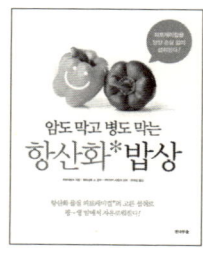

암도 막고 병도 막는 항산화 밥상

항산화 물질 피토케미컬의 고른 섭취로 평생 암에서 자유로워진다! 우리가 먹는 식품에는 어떤 항암 물질이 있으며, 무엇을 어떻게 얼마나 섭취하는 것이 좋은지, 암 예방의 이상적인 생활습관은 무엇인지를 자세하고 친절하게 안내한다. 특히 식품의 암 예방 물질 중에서도 채소와 과일에 들어 있는 항산화물질 '피토케미컬'에 주목, 영양과 피토케미컬 손실을 최소화하는 암 예방식 72가지 레시피를 소개한다.

주부의 벗사 지음 | 윤혜림 옮김 |216쪽 | 값 15,000원

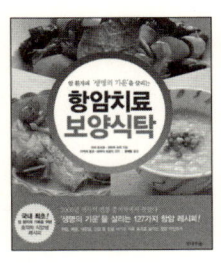

항암치료 보양식탁

항암치료 중인 암환자들에게 면역력을 높이고 체력을 보강해줄 방법을 전통 중의학에 근거해 제안. 생명의 기운을 살리는 식양생법을 127가지 요리 레시피에 담았다. 항암치료의 효과를 더욱 높일 수 있도록 엄선된 증상별, 부위별 약선 요리를 소개한다.

미이 도시코 · 고타카 슈지 지음 | 다카기 준코 · 하마다 히로미 요리 | 윤혜림 옮김 | 280쪽 | 값 18,000원

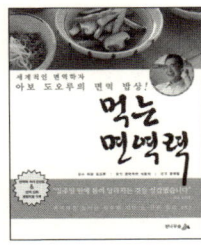

먹는 면역력

면역력을 높일 수 있는 생활 속 면역 강화법과 식사법을 소개한 면역 강화 지침서. 각종 질병과 스트레스, 환경오염 속에서 면역력을 높이고 건강을 지키는 방법을 자신의 임상 경험을 바탕으로 쉽고 구체적으로 소개한다. 면역력을 높이는 일주일 식단과 일상생활에서 자주 먹는 식품으로 면역력을 높이는 방법을 알려주고 이들 식품을 이용한 간편 요리 레시피도 담았다.

아보 도오루 감수 | 겐미자키 사토미 요리 | 윤혜림 옮김 | 240쪽 | 값 14,800원

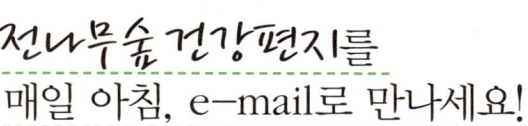

전나무숲 건강편지를
매일 아침, e-mail로 만나세요!

전나무숲 건강편지는 매일 아침 유익한 건강 정보를 담아 회원들의 이메일로 배달됩니다. 매일 아침 30초 투자로 하루의 건강 비타민을 톡톡히 챙기세요. 도서출판 전나무숲의 네이버 블로그에는 전나무숲 건강편지 전편이 차곡차곡 정리되어 있어 언제든 필요한 내용을 찾아볼 수 있습니다.

http://blog.naver.com/firforest

 '전나무숲 건강편지'를 메일로 받는 방법 forest@firforest.co.kr로 이름과 이메일 주소를 보내주세요. 다음 날부터 매일 아침 건강편지가 배달됩니다.

유익한 건강 정보,
이젠 쉽고 재미있게 읽으세요!

도서출판 전나무숲의 티스토리에서는 스토리텔링 방식으로 건강 정보를 제공합니다. 누구나 쉽고 재미있게 읽을 수 있도록 구성해, 읽다 보면 자연스럽게 소중한 건강 정보를 얻을 수 있습니다.

http://firforest.tistory.com

전나무숲
www.firforest.co.kr